Arzneipflanzen-Merkblätter des Kaiserlichen Gesundheitsamts

bearbeitet in Gemeinschaft mit
dem Arzneipflanzen-Ausschuß der Deutschen
Pharmazeutischen Gesellschaft Berlin-Dahlem

Berlin

Verlag von Julius Springer

1917

ISBN 978-3-642-90145-4   ISBN 978-3-642-92002-8 (eBook)
DOI 10.1007/978-3-642-92002-8

Viele Arzneikräuter, die in Deutschland zu Heilzwecken dienen, sind in den letzten Jahren, obwohl sie bei uns wild wachsen, aus dem Auslande bezogen worden. Diese Abhängigkeit vom Auslande und die Abwanderung nicht unerheblicher Geldmittel, die für den Ankauf der Ware aufgewendet wurden, nach auswärts hätten sich vermeiden lassen, wenn das Kräutersammeln in der Heimat, das in früheren Zeiten fast allgemein üblich war, nicht sehr nachgelassen hätte. Es erscheint geboten und als vaterländische Pflicht, zur alten Gewohnheit zurückzukehren und das Einsammeln der Arzneipflanzen in Deutschland wieder aufzunehmen.

Diesem Zweck will das vorliegende Büchlein dienen. In ihm sind die vom Kaiserlichen Gesundheitsamt herausgegebenen Arzneipflanzen-Merkblätter zusammengestellt; sie sollen dazu beitragen, in den weitesten Kreisen des Volkes die Kenntnis der wichtigsten wild wachsenden Kräuter, denen seit altersher heilkräftige Wirkungen zugeschrieben werden, zu verbreiten. Aus ihnen ist zu ersehen, welche Teile der einzelnen Pflanzen gesammelt und wie sie zweckmäßig getrocknet werden.

Um zu verhüten, daß die mit Lust und Fleiß gesammelte und sachgemäß getrocknete Ware schließlich nicht Absatz findet, bedarf es besonderer Einrichtungen. Denn es ist nicht Hauptzweck der Arzneipflanzen-Merkblätter, das Sammeln der Kräuter und Wurzeln für den Gebrauch im eigenen Haushalt herbeizuführen, es sollen vielmehr die gesammelten und getrockneten Pflanzenteile in erster Linie dem Großdrogenhandel zugängig gemacht werden, damit dieser seine Abnehmer, die Apotheker und anderen Arzneimittelhändler mit den notwendigen Waren versehen kann und den Überschuß zur Deckung sonstigen Bedarfs verwendet.

Bevor mit dem Sammeln begonnen wird, wird es deshalb nötig sein, daß ein Lehrer oder Apotheker, oder wer sich sonst mit der Einrichtung einer Ablieferungsstelle für das Sammelgut befassen will, mit einer Großdrogenhandlung in Verbindung tritt, um von ihr die Abnahme der gesammelten und sachgemäß getrockneten Pflanzenteile zugesichert zu erhalten; dabei werden auch Abmachungen über die abzuliefernden Mengen und über die Preise, die den Sammlern in Aussicht gestellt werden können, zu treffen sein. Denn es ist nicht mehr als recht und billig, daß der Sammler von Arzneikräutern für seine Mühe auch eine dem Werte der Ware entsprechende Vergütung erhält.

Wenn in Gegenden, wo sich Gelegenheit bietet, in reichlichem Maße
Arzneipflanzen zu sammeln, eine Regelung des Absatzes der Ware auf
die erwähnte Weise nicht erreichbar ist, dann sind der „Reichsverband
der Vereinigungen des Drogen= und Chemikalienfaches", Geschäftsstelle
in Berlin C 19, Neue Grünstraße 11, und die „Geschäftsstelle der Deut=
schen Pharmazeutischen Gesellschaft" in Berlin=Dahlem, Königin=Luise=
Straße 2—4, zur Vermittlung bereit.

Hat sich der Absatz für die Ware sichern lassen, dann muß für aus=
reichende Trockengelegenheit gesorgt werden (siehe Merkblatt 1); erst wenn
auch diese Vorbedingung erfüllt ist, empfiehlt es sich, mit dem Sammeln
zu beginnen. Es wird sich bald herausstellen, daß in der einen Gegend
nur das Sammeln dieser oder jener Arzneikräuter, in einer anderen
wiederum nur das Sammeln anderer Arzneikräuter lohnend ist. Es
sollten jeweils nur solche Arzneipflanzen gesammelt werden, die reichlich
in der betreffenden Gegend vorkommen und für die ein lohnender Absatz
in sicherer Aussicht steht. Wo Arzneipflanzen nur vereinzelt anzutreffen
sind, macht das Sammeln keine Freude; man soll dort die Fluren und
Wälder nicht ihres Schmuckes durch diese wenigen Pflanzen berauben.
Stets und überall muß strengstens darauf geachtet werden, Felder und
Wälder, Acker und Wiesen beim Suchen nach Arzneipflanzen zu schonen.
Der wirtschaftliche Schaden, der dort durch Zerstörungen angerichtet wird,
würde größer sein als der Nutzen, den man der Allgemeinheit durch das
Sammeln der Arzneipflanzen bringen will.

Die Aufmunterung zum Sammeln von Arzneipflanzen ergeht zwar
jetzt in Kriegszeiten; es soll aber diese Sammeltätigkeit nicht bloß als
eine Kriegsmaßregel angesehen werden, vielmehr wäre es zu begrüßen,
wenn sie wieder zu einer dauernden und lohnenden Beschäftigung für
weitere Kreise der Bevölkerung würde. Insbesondere erscheint sie für
solche Personen geeignet, die nur beschränkt arbeitsfähig sind und einen
Nebenverdienst suchen.

Die Abbildungen der Arzneipflanzen=Merkblätter Nr. 3, 5, 7, 13 sind dem
„Lehrbuch der Botanik von Strasburger=Jost=Schenck=Karsten (Verlag von
Gustav Fischer in Jena)" entnommen.

Arzneipflanzen=Merkblätter des Kaiserlichen Gesundheitsamts

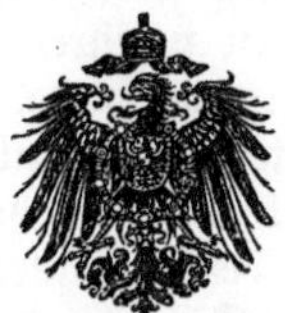

bearbeitet in Gemeinschaft mit   dem Arzneipflanzen=Ausschuß
der Deutschen Pharmazeutischen   Gesellschaft   Berlin = Dahlem.

Sammelt Arzneikräuter!

Nr. 1.

Das Sammeln von Arzneipflanzen.

Wer Arzneipflanzen sammelt, hat zu beachten, daß die zu den Arzneizubereitungen dienenden Pflanzenteile den Heilstoff so reichlich und wirksam wie nur möglich enthalten sollen.

Bei jeder Pflanze kommt es daher darauf an, die günstigste Jahres= und Tageszeit zum Einsammeln zu benützen, den geeigneten Wachstumszustand zu wählen und Art und Weise der Ernte richtig zu treffen. Auch von dem Trocknungsverfahren hängt die Güte der Ware ab.

Hinsichtlich der Jahreszeit des Sammelns gilt im allgemeinen, daß die Ernte dann erfolgen soll, wenn die Pflanze die aufgespeicherten Stoffe zur Erzeugung von neuen Trieben, Blättern, Blüten, Früchten und Samen noch nicht wieder verbraucht hat. Man wird daher Wurzeln und Wurzelstöcke im Herbst oder Frühjahr graben. Kräuter — man versteht im arzneilichen Sinne darunter die ganze oberirdische Pflanze — sammelt man im allgemeinen, wenn die Pflanze anfängt zu blühen, Blätter meist von den blühenden Pflanzen. Von manchen Arzneipflanzen sind nur die Stengel, von andern nur die Zweigspitzen verwendbar. Blüten sollen noch in jugendlichem, aber aufgeblühtem Zustande, stark riechende zur Zeit der eben aufspringenden Knospe gesammelt werden. Früchte und Samen soll man im Zustande der Reife ernten. In den Merkblättern finden sich für jede einzelne Pflanze die entsprechenden Angaben.

Die Tageszeit des Sammelns spielt bei unterirdischen Pflanzenteilen keine Rolle, sie ist dagegen bei oberirdischen von größter Wichtigkeit. Keinesfalls dürfen Arzneipflanzen in feuchtem Zustande, also mit Reif, Tau oder Regentropfen benetzt, gesammelt werden, weil sie sonst bei dem darauffolgenden Trocknen verderben. Im allgemeinen gilt die Regel, das Sammeln stets an trocknen, wenn möglich an sonnigen Tagen vorzunehmen. Manche Blüten lassen sich am besten am frühen Morgen, vor der Entfaltung der Blumenblätter abpflücken.

In jedem Falle sollen ausschließlich diejenigen Teile der Pflanze gesammelt werden, welche die wirksamen Bestandteile in größter Menge enthalten; wenn dies nur die Wurzeln oder nur die Blätter oder nur die Blüten sind, so sammelt man also nur diese Teile, unter möglichster Vermeidung des Mitnehmens von anderen Teilen z. B. von Stengelresten, da diese nur als Verunreinigung gelten und den Wert der Ware verschlechtern. Nach diesen Grundsätzen regelt sich auch die Art der Ernte. Wurzeln werden gegraben, mit dem Messer von Stengelresten und durch schnelles Abwaschen — möglichst in fließendem Wasser — von der anhaftenden Erde befreit. Ganze Pflanzen schneidet man mit Messer, Sichel oder Sense und befreit sie mit der Hand von den Unkräutern. Blätter müssen mit der Hand gepflückt oder vom Stengel befreit, ganze Blütenstände mit Messer, Schafschere oder Heckenschere geschnitten werden. Einzelblüten pflückt man mit der Hand oder mit einem Beerenkamm. Beeren streift man mit dem Beerenkamme oder mit den Fingern ab. Über das Sammeln anderer Früchte oder Samen können allgemeine Regeln nicht aufgestellt werden.

Man soll nie mit dem Sammeln anfangen, bevor man für ausreichende und zweckmäßige Gelegenheit zum Trocknen gesorgt hat. Die natürliche Farbe der Pflanzen bleibt beim Trocknen selten in ihrer ursprünglichen Frische erhalten; je sorgfältiger das Trocknen vorgenommen wurde, desto natürlicher bleibt die Farbe des Trockenguts. Bei nasser Witterung geerntete Pflanzen liefern eine schlechte Trockenware. Ebenso nachteilig wirkt ein zu hohes Aufeinanderschichten der frischen, ungetrockneten Pflanzenteile, da in beiden Fällen die wirksamen Bestandteile durch Gärungsvorgänge zerstört werden. Die Art des Trocknens richtet sich nach der Beschaffenheit der geernteten Pflanzenteile. Wurzeln und Wurzelstöcke hängt man zweckmäßig an Schnüren auf. Dicke Wurzeln müssen vorher gespalten werden. Auch manche Kräuter hängt man mit zusammengebundenen Stengeln in Büscheln zum Trocknen auf. Blätter und Blüten, Rinden, Früchte und Samen breitet man in möglichst dünner Schicht auf gut gereinigten und mit Papier bedeckten Böden aus. Bei größeren Mengen benutzt man auch Schul= und Kirchenböden (Speicher). Beßre Erfolge erzielt man bei der Anwendung von Trockenhorden, die mit Papier oder Leinewand überzogen sind und über dem Fußboden etwas schräg aufgestellt werden, so daß auch von unten die Luft durchstreichen kann. In jedem Falle ist für ausreichende Lüftung des Trockenraumes zu sorgen, da die Ware um so schöner ausfällt, je schneller die Trocknung beendet ist. In Gegenden, in denen die Nächte kühl und feucht sind, müssen die Trockenräume verschließbare Fenster oder Luken haben, damit die tagsüber getrockneten Kräuter nicht des Nachts wieder Feuchtigkeit anziehen. Das Trocknen unmittelbar an der Sonne ist im allgemeinen nicht ratsam. Dagegen haben sich gut bewährt auch Trockenvorrichtungen mit künstlich erzeugter Wärme, so beispielsweise Backöfen oder Dörröfen. Besondere Vorsicht ist beim Sammeln von Giftpflanzen geboten. Diese dürfen nur von Erwachsenen und nicht mit anderen Pflanzen zusammen gesammelt werden. Man hüte sich davor, die Hände mit Mund, Nase und Augen in Berührung zu bringen und wasche die Hände vor dem Essen. Zu den Trockenräumen für Giftpflanzen dürfen Kinder und Haustiere keinen Zutritt haben.

Die Ausbeute der frisch geernteten Pflanzen an lufttrockener Ware ist sehr verschieden. Es werden durchschnittlich gewonnen an trockener Ware von Wurzeln und Wurzelstöcken 25—40 Teile, von Rinden 40—50 Teile, von Blättern 15—30 Teile, von ganzen Kräutern 20—35 Teile, von Blüten 20—25 Teile der frischen Ware.

Bei der Aufbewahrung der getrockneten Pflanzen hat man zu berücksichtigen, daß sie einerseits unter dem Einflusse von Feuchtigkeit und von unmittelbarem Tageslicht mit der Zeit ihre wirksamen Bestandteile verlieren, andererseits aber unter vollkommenem Luftabschluß, falls sie nicht durchaus lufttrocken sind, dumpfig werden. Man wird daher im allgemeinen gut tun, die getrockneten Arzneipflanzen in Säcken oder in mit Papier ausgelegten Fässern oder Kisten zu verwahren und für baldige Ablieferung an die Abnahmestellen zu sorgen.

Verzeichnis der Arzneipflanzen=Merkblätter:

1. Allgemeine Sammelregeln. 2. Bärentraubenblätter. 3. Herbstzeitlosensamen. 4. Bitterkleeblätter. 5. Arnikablüten. 6. Huflattichblätter. 7. Kamillen. 8. Löwenzahn. 9. Wildes Stiefmütterchen. 10. Kalmuswurzel. 11. Schafgarbe. 12. Ehrenpreis. 13. Stechapfelblätter. 14. Tausendgülden=kraut. 15. Quendel. 16. Hauhechelwurzel. 17. Wollblumen. 18. Rainfarn. 19. Eisenhut(Akonit)=Knollen. 20. Malvenblüten und =blätter. 21. Wermutkraut. 22. Tollkirschenblätter. 23. Fingerhut=blätter. 24. Bilsenkrautblätter. 25. Wacholderbeeren. 26. Bibernellwurzel. 27. Schachtelhalm. 28. Isländisches Moos. 29. Steinkleekraut. 30. Bärlappsporen. 31. Katzenpfötchenblüten.

Als 32. ist ein Merkblatt erschienen, welches das Sammeln von Blättern und Blüten, die zur Bereitung von Tee Verwendung finden, behandelt, z. B. Erdbeerblätter, Brombeerblätter, Walnuß=blätter, Birkenblätter, Lindenblüten, Holunderblüten, Schlehdornblüten, Blüten der weißen Taubnessel.

Preis jedes Merkblattes 10 ₰ (einschl. Porto u. Verpackung 15 ₰); von 20 Expl. eines Merkblattes an 6 ₰; von 100 Expl. eines Merkblattes an 4 ₰ — zuzügl. Porto. Außerdem ist eine **Buchausgabe** aller 32 Merkblätter auf besserem Papier in festem Umschlag erschienen, deren Preis 1.80 ℳ beträgt.

Verlag von Julius Springer in Berlin W. — Druck von Julius Klinkhardt in Leipzig.

Arzneipflanzen=Merkblätter des Kaiserlichen Gesundheitsamts

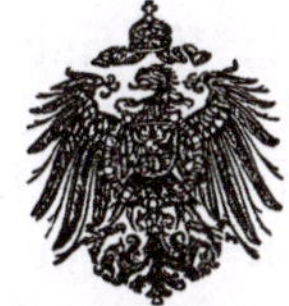

bearbeitet in Gemeinschaft mit dem Arzneipflanzen=Ausschuß der Deutschen Pharmazeutischen Gesellschaft Berlin=Dahlem.

Sammelt Arzneikräuter!

Bärentraubenblätter.

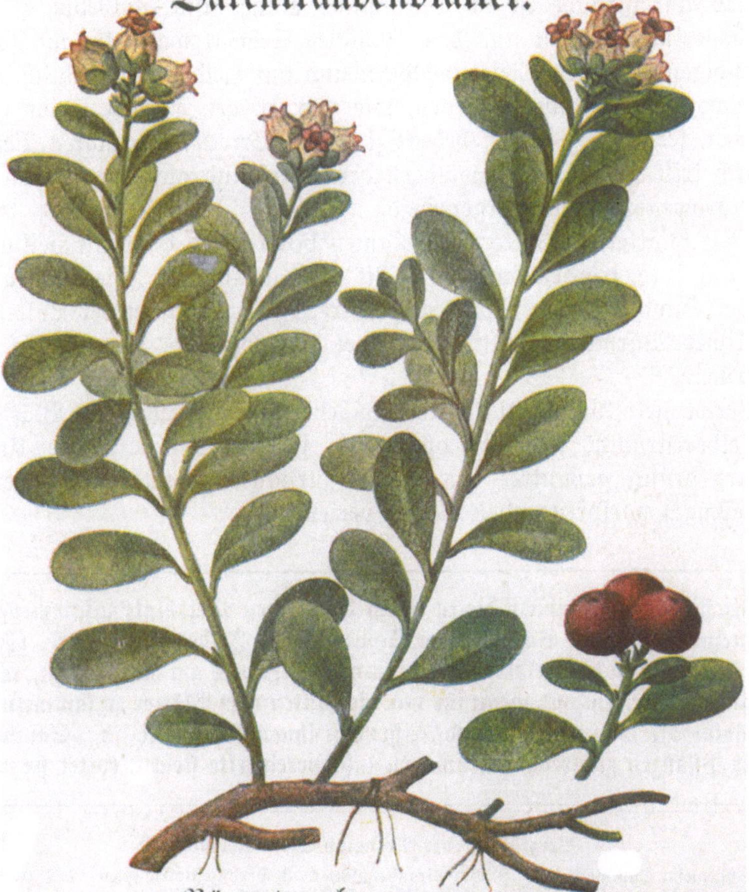

Bärentraube. Natürliche Größe.

Die Bärentraube, Arctostaphylos uva ursi Sprengel, auch gelegentlich Mehlbeere oder Moosbeere genannt, ist ein niedriger, viel verzweigter Strauch. Von seiner kräftigen Pfahlwurzel laufen strahlenförmig Zweige aus, die am Boden aufliegen und nur an den Enden aufstehen; sie sind 40—50 cm lang, holzig und an den Enden krautig, d. h. weich und grün. Die Blätter stehen an den niederliegenden Zweigen ungefähr in einer Ebene; ihr Stiel ist 3—5 mm lang und so wie die jungen Schosse schwach behaart; die Blattfläche ist ungefähr 1,5—2 cm lang, 5—8 mm breit und etwa spatelförmig; die Blätter sind lederartig, auch im Winter grün, am Rande flach, nicht zurückgerollt; sie sind kahl oder fast kahl, auf der Unterseite nur wenig heller als auf der Oberseite; das enge Adernetz ist deutlich ausgebildet und ist auf der Oberseite und der Unterseite in die Blattfläche eingesenkt. Am Ende der Zweige stehen wenige Blüten; sie besitzen eine 5—6 mm lange, krugförmige Blumenkrone, die weiß ist, einen rosafarbenen Rand hat und am oberen Ende fünf kurze Zipfel trägt. Die Frucht ist eine purpurrote, beerenartige Steinfrucht von 7—8 mm Durch= messer.

Die Bärentraube ist in Deutschland einheimisch in Gebirgen, wie in den bayerischen Alpen und dem südlichen Schwarzwald, kommt aber auch in sandigen trockenen Kiefernwäldern und auf Heiden im nördlichen Flach= lande vor. An manchen Stellen, wie z. B. in der Tuchler Heide in West= preußen, ferner bei Thorn bedeckt sie weite Strecken in dichten Beständen. Ähnlich tritt sie in Kiefernwäldern der Mark und auf den offenen Heiden des Nordwestens (Lüneburger Heide usw.) auf.

Die Blätter, die unter dem Namen Folia Uvae Ursi als Heilmittel im Gebrauch sind, werden vom April bis Juli gesammelt. Sie werden einfach mit der Hand von den Zweigen abgestreift und dann an der Luft oder bei künstlicher Wärme sorgfältig getrocknet. Beigemischte Stengelteile sind zu entfernen.

Verwechselt können die Bärentraubenblätter nur mit den Blättern des Preiselbeerstrauchs werden; aber diese sind breiter, auf der Unterseite schwarz drüsig gepunktet, am Rande zurückgerollt und mit undeutlichen und schwach vorspringenden Adern versehen.

Beachtet beim Sammeln die in einem besonderen Merkblatt zusammengestellten allgemeinen Regeln. Schont beim Sammeln die Felder und Äcker. Geht nicht beim Sammeln in die Felder hinein, sammelt nur, was am Rande steht, reißt nicht die ganzen Pflanzen aus, wenn ihr nur die Blüten oder Blätter zu sammeln braucht. Beschädigt die Bäume nicht und reißt von ihnen keine Äste ab. Sammelt nur, wo die Pflanzen zahlreich vorkommen, laßt vereinzelte stehen, rottet sie nicht aus.

Verzeichnis der Arzneipflanzen=Merkblätter:

1. Allgemeine Sammelregeln. 2. Bärentraubenblätter. 3. Herbstzeitlosensamen. 4. Bitterkleeblätter. 5. Arnikablüten. 6. Huflattichblätter. 7. Kamillen. 8. Löwenzahn. 9. Wildes Stiefmütterchen. 10. Kal= muswurzel. 11. Schafgarbe. 12. Ehrenpreis. 13. Stechapfelblätter. 14. Tausendgüldenkraut. 15. Quendel. 16. Hauhechelwurzel. 17. Wollblumen. 18. Rainfarn. 19. Eisenhut(Akonit)=Knollen. 20. Malven= blüten und =blätter. 21. Wermutkraut. 22. Tollkirschenblätter. 23. Fingerhutblätter. 24. Bilsen= krautblätter. 25. Wacholderbeeren. 26. Bibernellwurzel. 27. Schachtelhalm. 28. Isländisches Moos. 29. Steinkleekraut. 30. Bärlappsporen. 31. Katzenpfötchenblüten.

Als 32. ist ein Merkblatt erschienen, welches das Sammeln von Blättern und Blüten, die zur Be= reitung von Tee Verwendung finden, behandelt, z. B. Erdbeerblätter, Brombeerblätter, Walnuß= blätter, Birkenblätter, Lindenblüten, Holunderblüten, Schlehdornblüten, Blüten der weißen Taubnessel.

Preis jedes Merkblattes 10 ₰ (einschl. Porto u. Verpackung 15 ₰); von 20 Expl. eines Merkblattes an 6 ₰; von 100 Expl. eines Merkblattes an 4 ₰ — zuzügl. Porto. Außerdem ist eine **Buchausgabe** aller 32 Merkblätter auf besserem Papier in festem Umschlag erschienen, deren Preis 1.80 ℳ beträgt.

Verlag von Julius Springer in Berlin W. — Druck von Julius Klinkhardt in Leipzig.

Arzneipflanzen=Merkblätter des Kaiserlichen Gesundheitsamts

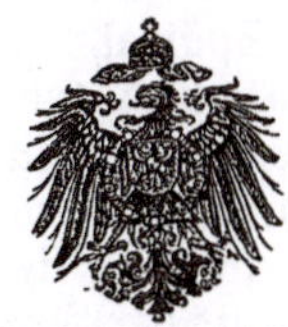

bearbeitet in Gemeinschaft mit dem Arzneipflanzen=Ausschuß der Deutschen Pharmazeutischen Gesellschaft Berlin=Dahlem.

Sammelt Arzneikräuter!

Herbstzeitlosensamen. (Giftig!)

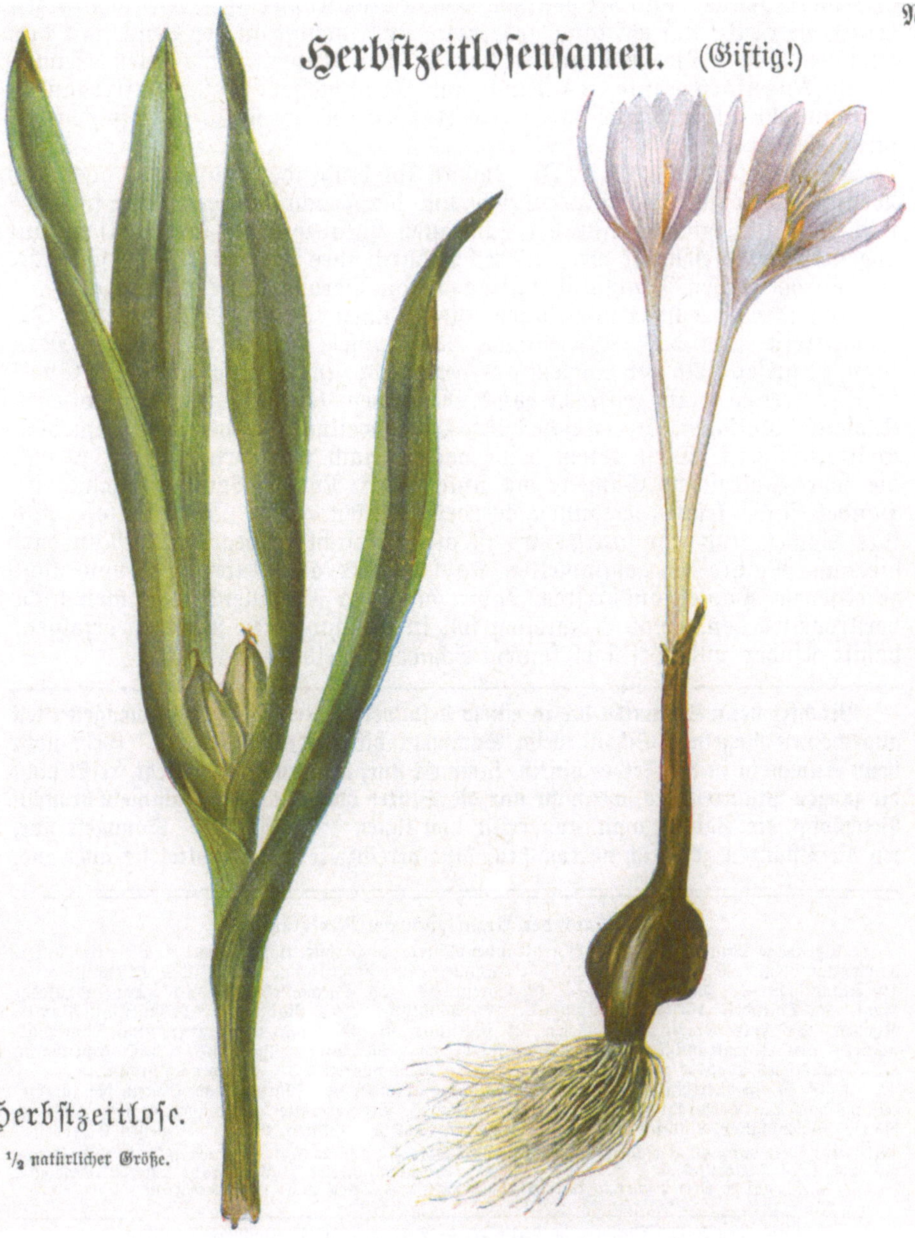

Herbstzeitlose.

½ natürlicher Größe.

Die Herbſtzeitloſe, Colchicum autumnale L., beſitzt eine weiße, fleiſchige Knolle, die tief im Boden ſitzt und von einer dunkelbraunen Hülle umgeben iſt. Von der Knolle gehen im Spätjahr gewöhnlich zwei bis drei Blüten aus. Die Blüten ſind ſehr lang und trichterförmig und haben eine bis 30 cm lange, enge, weiße Röhre, die oben in ſechs längliche, hellilaroſa= farbene Zipfel von etwa 3,5 cm Länge ausläuft. Die Früchte erſcheinen erſt im Frühjahr des folgenden Jahres; ſie ſitzen innerhalb eines Schopfes von vier bis fünf Blättern, die ſamt der Frucht durch einen kurzen Stengel= teil über den Boden gehoben werden. Die Blätter ſind länglich, ſpitz, 25—30 cm lang und 2—2,5 cm breit und haben eine dunkelgrüne Farbe. Die zuerſt grüne, dann bei der Vollreife braune Kapſel ſitzt auf einem kurzen Stiel; ſie iſt 3—3,5 cm lang, lederartig und ſpringt an der Spitze mit drei Klappen auf. Die ſehr zahlreichen in der Kapſel enthaltenen Samen haben Kugelform, ſind 2—3 mm im Durchmeſſer groß, mattbräunlich bis dunkelbraun und ſehr hart. Im Innern ſind ſie weiß. Sie fühlen ſich meiſt klebrig an.

Die Herbſtzeitloſe kennt Jedermann im blühenden Zuſtande; aber nur Wenige haben ſicher die Blatt=Triebe und die Frucht geſehen; ſie iſt in Süd= und Mitteldeutſchland eine der häufigſten Pflanzen, die im Spätjahr auf abgemähten Wieſen oft weite Strecken durch ihre ſchönen Blüten ſchmückt. Im norddeutſchen Flachlande trifft man die Herbſtzeitloſe ſeltener an.

Von der Herbſtzeitloſe ſollen die Samen geſammelt werden. Die Samenreife und das Aufſpringen der Kapſel erfolgt im Juni. Man kann zu dieſer Zeit auf Wieſen, auf denen man im vorangegangenen Spät= jahr zahlreiche Herbſtzeitloſen hat blühen ſehen, leicht die noch geſchloſſenen Kapſeln abpflücken, die zwiſchen den dann weithin ſichtbar gelb gefärbten Blättern ſitzen. Dieſe reifen beim Lagern nach und ſpringen auf, ſo daß die ſehr zahlreichen Samen, die unter dem Namen Semen Colchici im Handel ſind, leicht gewonnen werden können. Die Herbſtzeitloſe und ihre Samen ſind ſehr giftig. Es iſt alſo Vorſicht zu beachten! Man darf die zum Nachreifen geſammelten Kapſeln nur auf Unterlagen von nicht zerriſſenem Papier ausbreiten, damit die etwa ausfallenden Samen nicht verſtreut werden. Das Nachreifen ſoll in verſchloſſenen Räumen erfolgen, damit Kinder und Geflügel keinen Schaden erleiden.

Beachtet beim Sammeln die in einem beſonderen Merkblatt zuſammengeſtellten allgemeinen Regeln. Schont beim Sammeln die Felder und Äcker. Geht nicht beim Sammeln in die Felder hinein, ſammelt nur, was am Rande ſteht, reißt nicht die ganzen Pflanzen aus, wenn ihr nur die Blüten oder Blätter zu ſammeln braucht. Beſchädigt die Bäume nicht und reißt von ihnen keine Äſte ab. Sammelt nur, wo die Pflanzen zahlreich vorkommen, laßt vereinzelte ſtehen, rottet ſie nicht aus.

Verzeichnis der Arzneipflanzen=Merkblätter:

1. Allgemeine Sammelregeln. 2. Bärentraubenblätter. 3. Herbſtzeitloſenſamen. 4. Bitterkleeblätter. 5. Arnikablüten. 6. Huflattichblätter. 7. Kamillen. 8. Löwenzahn. 9. Wildes Stiefmütterchen. 10. Kalmuswurzel. 11. Schafgarbe. 12. Ehrenpreis. 13. Stechapfelblätter. 14. Tauſendgülden= kraut. 15. Quendel. 16. Hauhechelwurzel. 17. Wollblumen. 18. Rainfarn. 19. Eiſenhut(Akonit)= Knollen. 20. Malvenblüten und =blätter. 21. Wermutkraut. 22. Tollkirſchenblätter. 23. Fingerhut= blätter. 24. Bilſenkrautblätter. 25. Wacholderbeeren. 26. Bibernellwurzel. 27. Schachtelhalm. 28. Isländiſches Moos. 29. Steinkleekraut. 30. Bärlappſporen. 31. Katzenpfötchenblüten.

Als 32. iſt ein Merkblatt erſchienen, welches das Sammeln von Blättern und Blüten, die zur Be= reitung von Tee Verwendung finden, behandelt, z. B. Erdbeerblätter, Brombeerblätter, Walnuß= blätter, Birkenblätter, Lindenblüten, Holunderblüten, Schlehdornblüten, Blüten der weißen Taubneſſel.

Preis jedes Merkblattes 10 ₰ (einſchl. Porto u. Verpackung 15 ₰); von 20 Expl. eines Merkblattes an 6 ₰; von 100 Expl. eines Merkblattes an 4 ₰ — zuzugl. Porto Außerdem iſt eine **Buchausgabe** aller 32 Merkblatter auf beſſerem Papier in feſtem Umſchlag erſchienen, deren Preis 1.80 ℳ beträgt.

Verlag von Julius Springer in Berlin **W.** — Druck von Julius Klinkhardt in Leipzig.

Nr. 4.

Bitterkleeblätter.

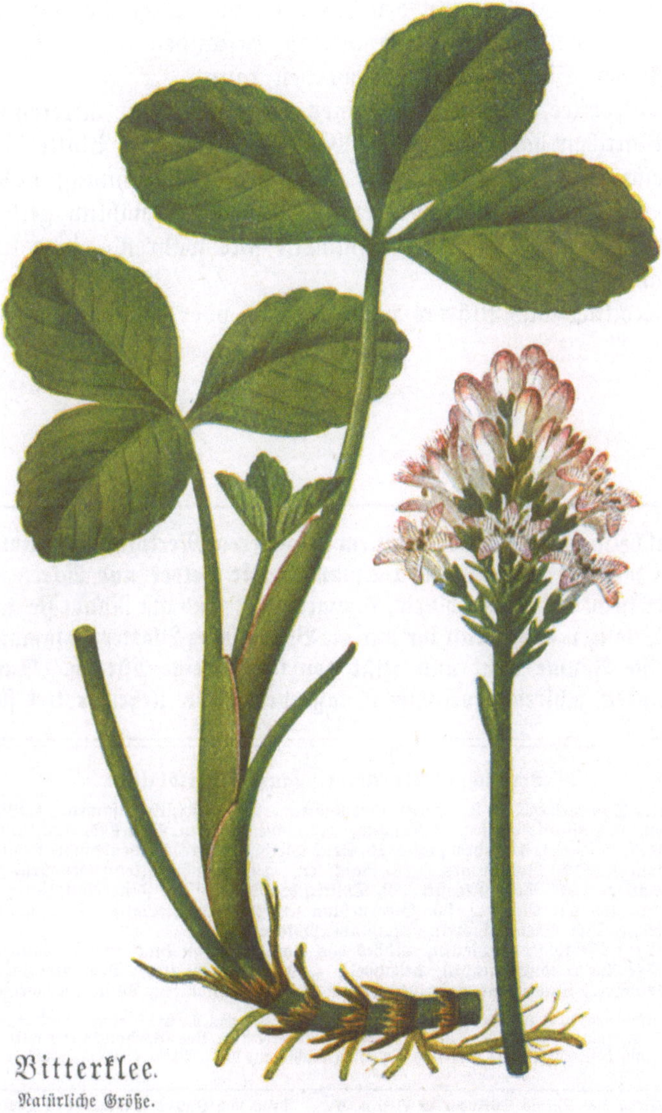

Bitterklee.
Natürliche Größe.

Bitterklee, Biberklee, Fieberklee, Zottenblume, Menyanthes trifoliata L.,
hat einen ausdauernden, wagrecht im Schlamm kriechenden Wurzelstock.
Die Blätter haben einen 6—16 cm langen, kahlen, stielrunden Blattstiel,
an dessen Spitze drei Blättchen stehen; diese sind 3—10 cm lang, 1—3 cm
breit, ungestielt, länglich, spitz, am Grunde keilförmig; die Blättchen sind
etwas dicklich-fleischig und saftig grün; am Rande sind sie schwach ge=
schweift. Die Blüten stehen in vielblütiger Traube am Ende eines langen
Schafts. Die Blumenkrone ist etwa dreimal so lang wie der grüne Kelch;
sie ist trichterförmig und fast zur Hälfte in vier bis sieben längliche Zipfel
gespalten, die stumpf und zurückgekrümmt sind; außen sind sie kahl und
rötlich, innen zottig und weiß oder weißrötlich.

Der Bitterklee findet sich auf nassen Wiesen mit torfigem Untergrund,
in Sümpfen und Gräben, an den Rändern von Seen überall in Deutsch=
land und tritt stellenweise in so dichten Beständen auf, daß er mit der
Sense oder der Sichel geschnitten werden kann.

Vom Bitterklee, der seinen Namen von dem stark bitteren Geschmack
der drei Blättchen hat, werden im Mai und Juni die Blätter samt ihren
Stielen gesammelt. Sie tragen im Handel die Bezeichnung Folia Trifolii
fibrini. Schon im Sommer werden die Blätter allmählich gelb und ver=
trocknen bald, so daß also das Sammeln nur während einer kurzen Zeit
erfolgen kann.

Man trocknet die Blätter an der Luft oder bei künstlicher Wärme.

**Beachtet beim Sammeln die in einem besonderen Merkblatt zusammengestellten
allgemeinen Regeln. Schont beim Sammeln die Felder und Äcker. Geht nicht
beim Sammeln in die Felder hinein, sammelt nur, was am Rande steht, reißt nicht
die ganzen Pflanzen aus, wenn ihr nur die Blüten oder Blätter zu sammeln braucht.
Beschädigt die Bäume nicht und reißt von ihnen keine Äste ab. Sammelt nur,
wo die Pflanzen zahlreich vorkommen, laßt vereinzelte stehen, rottet sie nicht aus.**

Verzeichnis der Arzneipflanzen-Merkblätter:

1. Allgemeine Sammelregeln. 2. Bärentraubenblätter. 3. Herbstzeitlosensamen. 4. Bitterkleeblätter.
5. Arnikablüten. 6. Huflattichblätter. 7. Kamillen. 8. Löwenzahn. 9. Wildes Stiefmütterchen. 10. Kal=
muswurzel. 11. Schafgarbe. 12. Ehrenpreis. 13. Stechapfelblätter. 14. Tausendgüldenkraut. 15. Quendel.
16. Hauhechelwurzel. 17. Wollblumen. 18. Rainfarn. 19. Eisenhut(Akonit)=Knollen. 20. Malven=
blüten und =blätter. 21. Wermutkraut. 22. Tollkirschenblätter. 23. Fingerhutblätter. 24. Bilsen=
krautblätter. 25. Wacholderbeeren. 26. Bibernellwurzel. 27. Schachtelhalm. 28. Isländisches Moos.
29. Steinkleekraut. 30. Bärlappsporen. 31. Katzenpfötchenblüten.

Als 32. ist ein Merkblatt erschienen, welches das Sammeln von Blättern und Blüten, die zur Be=
reitung von Tee Verwendung finden, behandelt, z. B. Erdbeerblätter, Brombeerblätter, Walnuß=
blätter, Birkenblätter, Lindenblüten, Holunderblüten, Schlehdornblüten, Blüten der weißen Taubnessel.

Preis jedes Merkblattes 10 ₰ (einschl. Porto u. Verpackung 15 ₰); von 20 Expl. eines Merkblattes an 6 ₰; von
100 Expl. eines Merkblattes an 4 ₰ — zuzügl. Porto. Außerdem ist eine **Buchausgabe** aller 32 Merkblätter
auf besserem Papier in festem Umschlag erschienen, deren Preis 1.80 ℳ beträgt.

Verlag von Julius Springer in Berlin W. — Druck von Julius Klinkhardt in Leipzig.

Arzneipflanzen-Merkblätter des Kaiserlichen Gesundheitsamts

bearbeitet in Gemeinschaft mit dem Arzneipflanzen-Ausschuß der Deutschen Pharmazeutischen Gesellschaft Berlin-Dahlem.

Sammelt Arzneikräuter!

Nr. 5.

Arnikablüten.

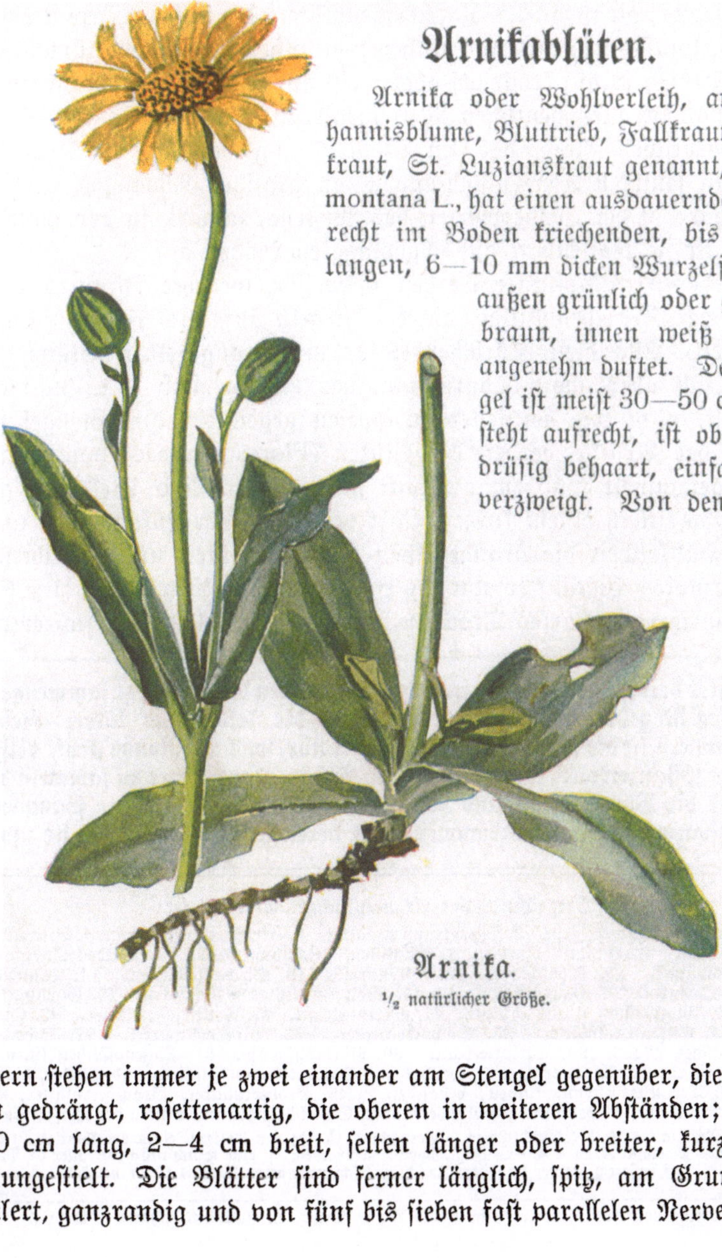

Arnika.

½ natürlicher Größe.

Arnika oder Wohlverleih, auch Johannisblume, Bluttrieb, Fallkraut, Stichkraut, St. Luziankraut genannt, Arnica montana L., hat einen ausdauernden, wagrecht im Boden kriechenden, bis 10 cm langen, 6—10 mm dicken Wurzelstock, der außen grünlich oder gelblichbraun, innen weiß ist und angenehm duftet. Der Stengel ist meist 30—50 cm hoch, steht aufrecht, ist oben dicht drüsig behaart, einfach oder verzweigt. Von den derben Blättern stehen immer je zwei einander am Stengel gegenüber, die unteren stehen gedrängt, rosettenartig, die oberen in weiteren Abständen; sie sind 8—10 cm lang, 2—4 cm breit, selten länger oder breiter, kurz gestielt oder ungestielt. Die Blätter sind ferner länglich, spitz, am Grunde verschmälert, ganzrandig und von fünf bis sieben fast parallelen Nerven durch-

zogen; auf der Oberseite sind sie dunkelgrün und kurz behaart, unterseits hellgrün und kahl. Die schönen, großen, goldgelben oder orangegelben, angenehm duftenden Blütenköpfchen stehen aufrecht und einzeln, gewöhnlich am Ende des Stengels, seltener entwickelt sich noch ein weiterer Blütenstiel aus den Achseln der oberen Blätter. Die Blütenköpfchen haben 5—7 cm Durchmesser; sie werden außen am Grund von einem grünen, glockenförmigen, aus zahlreichen Blättchen gebildeten Hüllkelch umfaßt, der am Rande eines flachen Blütenbodens aufsitzt; die 12—17 Strahlenblüten oder Randblüten besitzen eine zungenförmige, 3—3,5 cm lange, 5—6 mm breite Blumenkrone; die mehr als 50 Scheibenblüten, die in der Mitte stehen, sind klein, regelmäßig gestaltet und blühen von außen nach innen allmählich auf.

Die Arnika ist auf trockenen oder meist auf feuchten Wiesen mit torfigem Untergrund in allen deutschen Mittelgebirgen verbreitet, kommt aber auch im norddeutschen Flachlande, im Osten vorzugsweise auf trockenen Waldwiesen, in feuchten Kiefernschonungen, an grasigen Abhängen, auf Schafweiden vor; in den Heidegebieten des Westens, so z. B. in der Lüneburger Heide, tritt sie massenhaft auf abgeplaggten Heiden auf.

Mit der Arnikapflanze werden bisweilen mehrere Pflanzen aus der Familie der Körbchenblütler, die der Arnika äußerlich recht ähnlich sind, verwechselt. Alle diese Körbchenblütler mit orangegelben Blüten unterscheiden sich aber schon dadurch von der Arnika, daß ihre Blätter stets vereinzelt, nicht wie bei jener zu zweien gegenüber am Stengel stehen.

Von der Arnika werden die Blüten (Flores Arnicae) vom Juni bis August gesammelt, und zwar pflückt man an Ort und Stelle die ganzen Blütenköpfe; nach einem kurzen Vortrocknen an der Luft werden aus den grünen Hüllkelchen die orangegelben Strahlenblüten und Scheibenblüten herausgezupft. Hierauf erfolgt das endgültige Trocknen, wobei zum Schutze gegen Wurmfraß scharfes Trocknen, etwa über Kohlenfeuer, sich empfiehlt.

Beachtet beim Sammeln die in einem besonderen Merkblatt zusammengestellten allgemeinen Regeln. Schont beim Sammeln die Felder und Äcker. Geht nicht beim Sammeln in die Felder hinein, sammelt nur, was am Rande steht, reißt nicht die ganzen Pflanzen aus, wenn ihr nur die Blüten oder Blätter zu sammeln braucht. Beschädigt die Bäume nicht und reißt von ihnen keine Äste ab. Sammelt nur, wo die Pflanzen zahlreich vorkommen, laßt vereinzelte stehen, rottet sie nicht aus.

Verzeichnis der Arzneipflanzen-Merkblätter:

1. Allgemeine Sammelregeln. 2. Bärentraubenblätter. 3. Herbstzeitlosensamen. 4. Bitterkleeblätter. 5. Arnikablüten. 6. Huflattichblätter. 7. Kamillen. 8. Löwenzahn. 9. Wildes Stiefmütterchen. 10. Kalmuswurzel. 11. Schafgarbe. 12. Ehrenpreis. 13. Stechapfelblätter. 14. Tausendgüldenkraut. 15. Quendel. 16. Hauhechelwurzel. 17. Wollblumen. 18. Rainfarn. 19. Eisenhut (Akonit)Knollen. 20. Malvenblüten und -blätter. 21. Wermutkraut. 22. Tollkirschenblätter. 23. Fingerhutblätter. 24. Bilsenkrautblätter. 25. Wacholderbeeren. 26. Bibernellwurzel. 27. Schachtelhalm. 28. Isländisches Moos. 29. Steinkleekraut. 30. Bärlappsporen. 31. Katzenpfötchenblüten.

Als 32. ist ein Merkblatt erschienen, welches das Sammeln von Blättern und Blüten, die zur Bereitung von Tee Verwendung finden, behandelt, z. B. Erdbeerblätter, Brombeerblätter, Walnußblätter, Birkenblätter, Lindenblüten, Holunderblüten, Schlehdornblüten, Blüten der weißen Taubnessel. Preis jedes Merkblattes 10 ₰ (einschl. Porto u. Verpackung 15 ₰); von 20 Expl. eines Merkblattes an 6 ₰; von 100 Expl. eines Merkblattes an 4 ₰ — zuzügl. Porto. Außerdem ist eine **Buchausgabe** aller 32 Merkblätter auf besserem Papier in festem Umschlag erschienen, deren Preis 1.80 ℳ beträgt.

Verlag von Julius Springer in Berlin W. — Druck von Julius Klinkhardt in Leipzig.

bearbeitet in Gemeinschaft mit 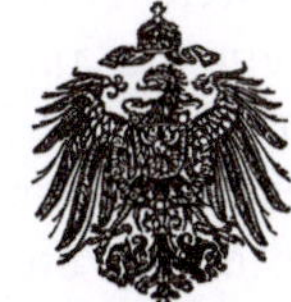 dem Arzneipflanzen=Ausschuß der Deutschen Pharmazeutischen Gesellschaft Berlin = Dahlem.

Sammelt Arzneikräuter!

Huflattichblätter.

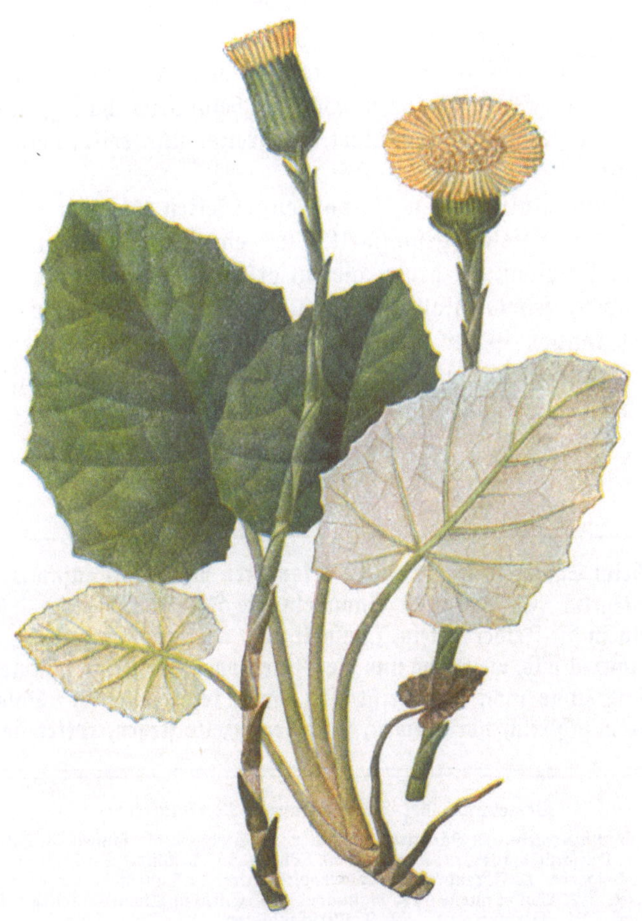

Huflattich. ³/₄ naturlicher Größe.

Der Huflattich, Aderlattich, Bruftlattich, Tussilago farfara L., hat einen ausdauernden, unterirdisch kriechenden Wurzelstock, aus dem gleich zu Be= ginn des Frühjahrs, noch bevor die Blätter erscheinen, vier bis zwanzig Blütentriebe auslaufen. Diese Triebe sind aufrecht, nicht verzweigt, von

unten bis oben mit kleinen, braunen, später grünen, spitzen Schuppen=
blättchen besetzt; sie sind 6—10, seltener bis 20 cm lang, spinnwebig be=
haart und tragen an der Spitze ein nur im Sonnenschein geöffnetes, gold=
gelbes, 2 cm im Durchmesser großes Blütenköpfchen, das vor und nach
der Blütezeit hängend ist. Die erst nach der Blütezeit erscheinenden Blatt=
triebe tragen fünf bis sieben Blätter; diese sind mit einem bis 10 cm
langen, häufig violett gefärbten Blattstiel versehen; die Blattfläche ist
etwas dicklich, 8—15 cm lang, rundlich=herzförmig, am Rande flach ge=
buchtet und in den Buchten wiederum gezähnt; an dem herzförmigen Grunde
hat sie einen tiefen Einschnitt, am oberen Ende ist sie zugespitzt. Die unteren
Blattrippen gehen strahlenförmig vom Blattgrunde aus. Die Blätter sind
auf der Oberseite dunkelgrün, auf der Unterseite sind sie mit einem dichten,
leicht ablösbaren, weißen Haarfilz bedeckt.

Huflattich ist überall in Deutschland an Wegerändern, auf Hügeln, an
Ackerrändern, auf Ton= und Lehmboden, besonders häufig an feuchten
Stellen, an denen Wasser durchsickert, verbreitet und tritt meist in dichten
Beständen auf.

Im Juni und Juli werden die voll entwickelten und gut ausgebildeten
Blätter samt den Stielen gesammelt. Es empfiehlt sich, die Stellen im
Gedächtnis zu behalten, an denen die im ersten Frühjahr (März bis Mai)
hervorbrechenden, sehr auffallenden Blütentriebe sich herdenweise gezeigt
haben. Dort können später die sehr viel weniger in die Augen fallenden
Blätter in Menge gesammelt werden. Sie werden an der Luft oder bei
künstlicher Wärme getrocknet.

Beachtet beim Sammeln die in einem besonderen Merkblatt zusammengestellten
allgemeinen Regeln. Schont beim Sammeln die Felder und Äcker. Geht nicht
beim Sammeln in die Felder hinein, sammelt nur, was am Rande steht, reißt nicht
die ganzen Pflanzen aus, wenn ihr nur die Blüten oder Blätter zu sammeln braucht.
Beschädigt die Bäume nicht und reißt von ihnen keine Äste ab. Sammelt nur,
wo die Pflanzen zahlreich vorkommen, laßt vereinzelte stehen, rottet sie nicht aus.

Verzeichnis der Arzneipflanzen=Merkblätter:

1. Allgemeine Sammelregeln. 2. Bärentraubenblätter. 3. Herbstzeitlosensamen. 4. Bitterkleeblätter.
5. Arnikablüten. 6. Huflattichblätter. 7. Kamillen. 8. Löwenzahn. 9. Wildes Stiefmütterchen. 10. Kal=
muswurzel. 11. Schafgarbe. 12. Ehrenpreis. 13. Stechapfelblätter. 14. Tausendgüldenkraut. 15. Quendel.
16. Hauhechelwurzel. 17. Wollblumen. 18. Rainfarn. 19. Eisenhut(Akonit)=Knollen. 20. Malven=
blüten und =blätter. 21. Wermutkraut. 22. Tollkirschenblätter 23. Fingerhutblätter. 24. Bilsen=
krautblätter. 25. Wacholderbeeren. 26. Bibernellwurzel 27. Schachtelhalm. 28. Isländisches Moos.
29. Steinkleekraut. 30. Bärlappsporen. 31. Katzenpfötchenblüten.

Als 32. ist ein Merkblatt erschienen, welches das Sammeln von Blättern und Blüten, die zur Be=
reitung von Tee Verwendung finden, behandelt, z. B. Erdbeerblätter, Brombeerblätter, Walnuß=
blätter, Birkenblätter, Lindenblüten, Holunderblüten, Schlehdornblüten, Blüten der weißen Taubnessel.

Preis jedes Merkblattes 10 ₰ (einschl. Porto u. Verpackung 15 ₰); von 20 Expl. eines Merkblattes an 6 ₰; von
100 Expl. eines Merkblattes an 4 ₰ — zuzugl. Porto. Außerdem ist eine **Buchausgabe** aller 32 Merkblätter
auf besserem Papier in festem Umschlag erschienen, deren Preis 1.80 ℳ beträgt.

Verlag von Julius Springer in Berlin W. — Druck von Julius Klinkhardt in Leipzig.

Arzneipflanzen=Merkblätter des Kaiserlichen Gesundheitsamts

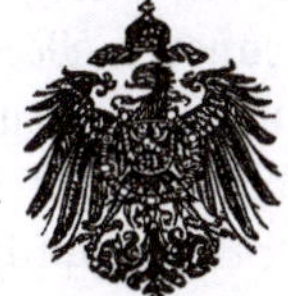

bearbeitet in Gemeinschaft mit   dem Arzneipflanzen=Ausschuß
der Deutschen Pharmazeutischen   Gesellschaft   Berlin = Dahlem.

Sammelt Arzneikräuter!

Kamillen.

Die gebräuchlichen Kamillen sind die Blütenköpfe der in Deutschland sehr verbreiteten Matricaria chamomilla L., die allgemein unter dem Namen Kamille oder Chamille, seltener als „Mägdeblume" oder „Romei" bekannt ist.

Die Pflanze ist so eigenartig, daß sie nach der hier beigegebenen Abbildung leicht erkannt wird; eine genauere Beschreibung kann auch deshalb unterbleiben, weil die Kamille durch einen ihr eigentümlichen, allgemein bekannten, starken Geruch sich auszeichnet. Als Verwechslungen kommen höchstens in Frage die Feld-Hundskamille (Anthemis arvensis L.) mit größeren, geruchlosen Blütenköpfen, und die Stink=Kamille (Anthemis cotula L.), ebenfalls mit größeren, unangenehm riechenden Blütenköpfen, endlich Chrysanthemum inodorum L., mit größeren, ganz flachen, geruchlosen Blütenköpfen. Alle diese Pflanzen haben einen ausgefüllten Blütenboden, während die Kamille stets einen deutlich hohlen Blütenboden aufweist (der Blütenboden ist der kegelförmige Teil des Blütenköpfchens, auf dem die zahlreichen, kleinen, gelben Scheibenblüten aufsitzen und an dessen unterem Rande die weißen Strahlblüten stehen).

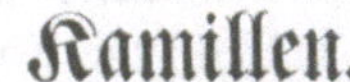

Kamille.   ²/₃ natürlicher Größe.

Die Kamille ist in Deutschland überall auf Feldern, unbebautem Land, an Wegen, besonders auf Sand- und Lehmboden verbreitet; wo sie vorkommt, findet sie sich meist in größeren Mengen.

Beim Einsammeln, das vom Ende Mai bis Juli geschehen kann und nur an trockenen Tagen stattfinden soll, ist darauf zu achten, daß die möglichst jungen, soeben entfalteten Blütenköpfchen mit nicht zu langen Stielen gepflückt werden. Man pflückt mit der Hand oder streift die Köpfchen mit einem Beerenkamm ab. Stielreiche Ware wird weniger gut bezahlt.

Die frisch gepflückten Kamillen erhitzen sich, in größeren Haufen zusammenliegend, ungemein rasch, gehen in Gärung über, lassen die gelben kleinen Scheibenblüten abfallen und werden nach dem Trocknen mißfarbig. Man soll deshalb die Kamillen möglichst bald nach dem Sammeln an einem trockenen Orte in dünner Schicht ausbreiten und rasch trocknen. Ganz besonders gilt dies, wenn die Kamillen einige Stunden in Säcken oder Körben unterwegs gewesen sind.

Die vollkommen trockenen Kamillen werden in Kisten und Fässern, die mit Packpapier ausgelegt sind, aufbewahrt und versandt. Beim Einfüllen dürfen die Kamillen nicht zu sehr gepreßt werden. Aufbewahrung und Versendung der Kamillen in Säcken oder Körben verschlechtert die Ware.

Der Kamille kommt an Wirksamkeit gleich eine andere Art von Matricaria, nämlich die Matricaria discoidea (Chrysanthemum suaveolens). Diese Pflanze, die erst in den letzten Jahrzehnten sich in Mitteleuropa verbreitet hat und jetzt in den meisten Gebieten Deutschlands an Wegen, auf Dorfplätzen und ähnlichen Stellen in großen Massen auftritt, unterscheidet sich von der echten Kamille durch gedrungeneren, niedrigeren Wuchs sowie durch ihre rundlichen, grünlichgelben Blütenköpfe, die ganz ohne weiße Strahlblüten sind. Diese Pflanze blüht im Juli bis August. Der Geruch ist ebenso wie bei der echten Kamille. Auch die Blüten dieser Pflanze sollten gesammelt werden; die davon gesammelten Vorräte dürfen aber nicht mit denen der echten Kamille vermischt werden.

Beachtet beim Sammeln die in einem besonderen Merkblatt zusammengestellten allgemeinen Regeln. Schont beim Sammeln die Felder und Äcker. Geht nicht beim Sammeln in die Felder hinein, sammelt nur, was am Rande steht, reißt nicht die ganzen Pflanzen aus, wenn ihr nur die Blüten oder Blätter zu sammeln braucht. Beschädigt die Bäume nicht und reißt von ihnen keine Äste ab. Sammelt nur, wo die Pflanzen zahlreich vorkommen, laßt vereinzelte stehen, rottet sie nicht aus.

Verzeichnis der Arzneipflanzen-Merkblätter:

1. Allgemeine Sammelregeln. 2. Bärentraubenblätter. 3. Herbstzeitlosensamen. 4. Bitterkleeblätter. 5. Arnikablüten. 6. Huflattichblätter. 7. Kamillen. 8. Löwenzahn. 9. Wildes Stiefmütterchen. 10. Kalmuswurzel. 11. Schafgarbe. 12. Ehrenpreis. 13. Stechapfelblätter. 14. Tausendguldenkraut. 15. Quendel. 16. Hauhechelwurzel. 17. Wollblumen. 18. Rainfarn. 19. Eisenhut(Akonit)-Knollen. 20. Malvenblüten und -blätter. 21. Wermutkraut. 22. Tollkirschenblätter. 23. Fingerhutblätter. 24. Bilsenkrautblätter. 25. Wacholderbeeren. 26. Bibernellwurzel. 27. Schachtelhalm. 28. Isländisches Moos. 29. Steinkleekraut. 30. Bärlappsporen. 31. Katzenpfötchenblüten.

Als 32. ist ein Merkblatt erschienen, welches das Sammeln von Blättern und Blüten, die zur Bereitung von Tee Verwendung finden, behandelt, z. B. Erdbeerblätter, Brombeerblätter, Walnußblätter, Birkenblätter, Lindenblüten, Holunderblüten, Schlehdornblüten, Blüten der weißen Taubnessel.

Preis jedes Merkblattes 10 ₰ (einschl. Porto u. Verpackung 15 ₰); von 20 Expl. eines Merkblattes an 6 ₰; von 100 Expl. eines Merkblattes an 4 ₰ — zuzugl. Porto. Außerdem ist eine **Buchausgabe** aller 32 Merkblätter auf besserem Papier in festem Umschlag erschienen, deren Preis 1.80 ℳ beträgt.

Verlag von Julius Springer in Berlin W. — Druck von Julius Klinkhardt in Leipzig.

Arzneipflanzen=Merkblätter des Kaiserlichen Gesundheitsamts

bearbeitet in Gemeinschaft mit 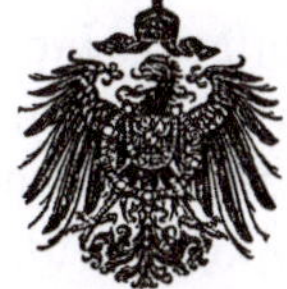 dem Arzneipflanzen=Ausschuß der Deutschen Pharmazeutischen Gesellschaft Gesellschaft Berlin=Dahlem.

Sammelt Arzneikräuter!

Löwenzahn.

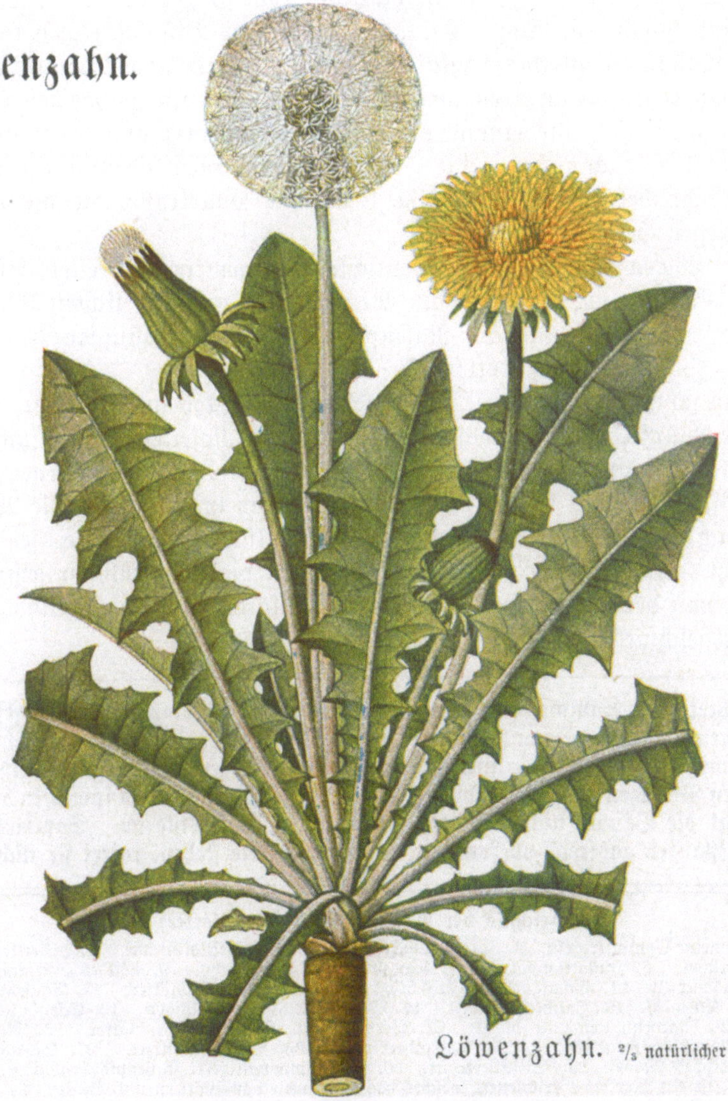

Löwenzahn. ²/₃ natürlicher Größe.

Der gemeine Löwenzahn führt noch viele andere Namen wie Pfaffen=
röhrchen, Maiblume, Dotterblume, Butterblume, Kettenblume, Wege=
lattich, Taraxacum officinale L. Er ist ein Kraut mit ausdauernder dicker
Wurzel, die senkrecht tief in den Boden dringt; sie ist einfach oder verzweigt

und rund, außen ist sie rötlich=braun, innen weiß und von dünnen Faser=
wurzeln dicht besetzt. Im Innern ist die Wurzel von weißem Milchsaft
strotzend erfüllt. Die Blätter bilden eine meist dichte, dem Boden auf=
liegende Rosette; sie sind im Umriß länglich, spitz und am Grunde keilförmig
in den Blattstiel verschmälert; der Rand der Blätter ist schrotsägezähnig,
mit großen dreieckigen, spitzen Zähnen, die meist so weit nach der Mitte
reichen, daß das Blatt gespalten aussieht; in der ersten Jugend sind die
Blätter wollig behaart, später ganz kahl. Die Blütenköpfchen stehen einzeln;
sie sind langgestielt, der Stiel ist blattlos, röhrig, gerade oder etwas ge=
bogen und 5—30 cm lang. Der am Grunde der Blütenköpfchen stehende
grüne Hüllkelch ist glockenförmig und aus drei Reihen von Blättchen ge=
bildet, von denen die äußeren zurückgeschlagen sind. Die goldgelben Blüten
des Köpfchens sind alle einander gleich, zungenförmig und legen sich zur
Blütezeit flach nach außen. Die Früchte besitzen einen fadenförmigen, sehr
langen Schnabel; an dessen Spitze steht eine Haarkrone, die die Frucht
zum Fliegen befähigt.

Der Löwenzahn ist eine in Deutschland allgemein verbreitete Pflanze,
die auf Wiesen, auf Weiden, an Wegrändern, auch in lichten Wäldern
kaum irgendwo fehlt und auf Rasenplätzen eines der lästigsten Unkräuter
darstellt, das kaum auszurotten ist.

Man sammelt die Pflanze zu arzneilichen Zwecken im Frühjahr, indem
man die Wurzel möglichst vollständig samt den Rosettenblättern und den
Blütenstandsknospen aussticht und sorgfältig an der Luft trocknet. Die
ganze Pflanze ist als Radix Taraxaci cum herba im Handel. Die Wurzel
wird auch geröstet als Kaffeeersatzmittel, ähnlich der Zichorie, sehr viel
gebraucht. Auch hierfür eignet sich am besten die im Frühjahr gestochene
Wurzel, von der aber zu diesem Zweck alle Blätter und Blütenstände sorg=
fältig abgeschnitten werden müssen.

**Beachtet beim Sammeln die in einem besonderen Merkblatt zusammengestellten
allgemeinen Regeln. Schont beim Sammeln die Felder und Äcker. Geht nicht
beim Sammeln in die Felder hinein, sammelt nur, was am Rande steht, reißt nicht
die ganzen Pflanzen aus, wenn ihr nur die Blüten oder Blätter zu sammeln braucht.
Beschädigt die Bäume nicht und reißt von ihnen keine Äste ab. Sammelt nur,
wo die Pflanzen zahlreich vorkommen, laßt vereinzelte stehen, rottet sie nicht aus.**

Verzeichnis der Arzneipflanzen=Merkblätter:

1. Allgemeine Sammelregeln. 2. Bärentraubenblätter. 3. Herbstzeitlosensamen. 4. Bitterkleeblätter.
5. Arnikablüten. 6. Huflattichblätter. 7. Kamillen. 8. Löwenzahn. 9. Wildes Stiefmütterchen.
10. Kalmuswurzel. 11. Schafgarbe. 12. Ehrenpreis. 13. Stechapfelblätter. 14. Tausendgülden=
kraut. 15. Quendel. 16. Hauhechelwurzel. 17. Wollblumen. 18. Rainfarn. 19. Eisenhut(Akonit)=
knollen. 20. Malvenblüten und =blätter. 21. Wermutkraut. 22. Tollkirschenblätter. 23. Fingerhut=
blätter. 24. Bilsenkrautblätter. 25. Wacholderbeeren. 26. Bibernellwurzel. 27. Schachtelhalm.
28. Isländisches Moos. 29. Steinkleekraut. 30. Bärlappsporen. 31. Katzenpfötchenblüten.
Als 32. ist ein Merkblatt erschienen, welches das Sammeln von Blättern und Blüten, die zur Be=
reitung von Tee Verwendung finden, behandelt, z. B. Erdbeerblätter, Brombeerblätter, Walnuß=
blätter, Birkenblätter, Lindenblüten, Holunderblüten, Schlehdornblüten, Blüten der weißen Taubnessel.
Preis jedes Merkblattes 10 ₰ (einschl. Porto u. Verpackung 15 ₰); von 20 Expl. eines Merkblattes an 6 ₰; von
100 Expl. eines Merkblattes an 4 ₰ — zuzügl. Porto. Außerdem ist eine **Buchausgabe** aller 32 Merkblätter
auf besserem Papier in festem Umschlag erschienen, deren Preis 1.80 ℳ beträgt.

Verlag von Julius Springer in Berlin W. — Druck von Julius Klinkhardt in Leipzig.

Arzneipflanzen=Merkblätter des Kaiserlichen Gesundheitsamts

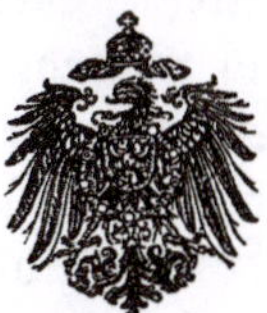

bearbeitet in Gemeinschaft mit   dem Arzneipflanzen=Ausschuß
der Deutschen Pharmazeutischen   Gesellschaft Berlin=Dahlem.

Sammelt Arzneikräuter!

Wildes Stiefmütterchen. Nr. 9.

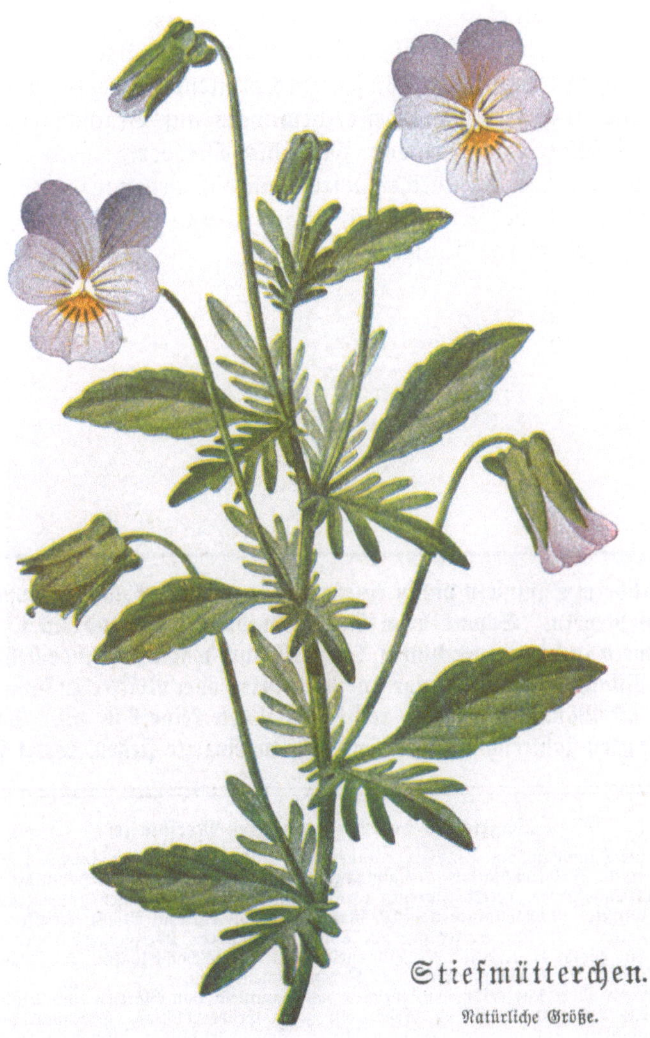

Stiefmütterchen.

Natürliche Größe.

Das wilde Stiefmütterchen oder Freisamkraut, Viola tricolor L., treibt
einige aufrechte oder mehr oder weniger niederliegende Stengel. Die Blätter
sind bis 5 cm lang und 1 cm breit, länglich, spitz oder stumpf und nach unten

zu in den Blattstiel verschmälert; auf jeder Seite des Blattstiels steht ein großes leierförmiges, tief gespaltenes Nebenblatt. Die Blüten stehen in den Achseln der Blätter; sie sind nickend, mit einem Sporn versehen und in Größe und Färbung sehr wechselnd; der Blütenstiel ist sehr lang. Bei einer Spielart sind die Blumenblätter länger als der Kelch, und zwar sind die beiden oberen Blumenblätter dunkelviolett, die beiden seitlichen hell= violett oder gelblich und das nach unten gerichtete, größere, einen Sporn tragende Blumenblatt gelb mit violetter Zeichnung; bei der anderen Spiel= art sind die Blumenblätter kleiner als der Kelch und bis auf das untere, das eine dunkelgelbe Farbe mit violetter Zeichnung besitzt, gelblichweiß bis hellviolett. Gewohnheitsgemäß verwertet der Drogenhandel nur die erste „blaue“ Spielart.

Das Stiefmütterchen ist überall in Deutschland häufig; es kommt auf Äckern, Brachland, trockenen Wiesen, auf trockenen Hügeln, auch in lichten Wäldern vor und tritt stellenweise, besonders auf Brachäckern, in Massen auf. Die Blütezeit dauert von Mai bis Oktober.

Vom wilden Stiefmütterchen wird während des ganzen Sommers das oberirdische Kraut, der Stengel mit Blättern und Blüten, gesammelt. Der Handelsname ist Herba Violae tricoloris.

Verzeichnis der Arzneipflanzen=Merkblätter:

1. Allgemeine Sammelregeln. 2. Bärentraubenblätter. 3. Herbstzeitlosensamen. 4. Bitterkleeblätter. 5. Arnikablüten. 6. Huflattichblätter. 7. Kamillen. 8. Löwenzahn. 9. Wildes Stiefmütterchen. 10. Kal= muswurzel. 11. Schafgarbe. 12. Ehrenpreis. 13. Stechapfelblätter. 14. Tausendgüldenkraut. 15. Quendel. 16. Hauhechelwurzel. 17. Wollblumen. 18. Rainfarn. 19. Eisenhut(Akonit)=Knollen. 20. Malven= blüten und =blätter. 21. Wermutkraut. 22. Tollkirschenblätter. 23. Fingerhutblätter. 24. Bilsen= krautblätter. 25. Wacholderbeeren. 26. Bibernellwurzel. 27. Schachtelhalm. 28. Isländisches Moos. 29. Steinkleekraut. 30. Bärlappsporen. 31. Katzenpfötchenblüten.

Als 32. ist ein Merkblatt erschienen, welches das Sammeln von Blättern und Blüten, die zur Be= reitung von Tee Verwendung finden, behandelt, z. B. Erdbeerblätter, Brombeerblätter, Walnuß= blätter, Birkenblätter, Lindenblüten, Holunderblüten, Schlehdornblüten, Blüten der weißen Taubnessel.

Preis jedes Merkblattes 10 ₰ (einschl. Porto u. Verpackung 15 ₰); von 20 Expl. eines Merkblattes an 6 ₰; von 100 Expl. eines Merkblattes an 4 ₰ — zuzugl. Porto. Außerdem ist eine **Buchausgabe** aller 32 Merkblätter auf besserem Papier in festem Umschlag erschienen, deren Preis 1.80 ℳ beträgt.

Verlag von Julius Springer in Berlin W. — Druck von Julius Klinkhardt in Leipzig.

Kalmuswurzel. Nr. 10.

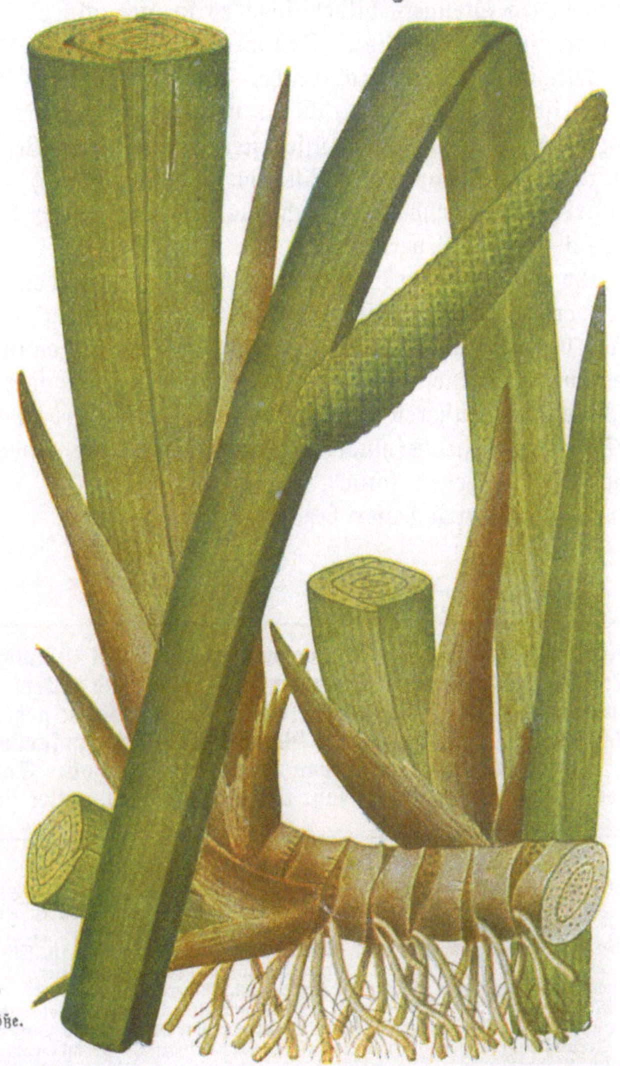

Kalmus.
natürlicher Größe.

Der Kalmus, Acorus calamus L., hat einen ausdauernden fleischigen und wagerecht im Schlamm liegenden Wurzelstock, der 25—30 cm lang und 1—3 cm dick ist. Innen ist der Wurzelstock weiß, außen grünlich; auf der gelblichen Oberfläche ist er durch Blattnarben auffallend geringelt und mit faserigen braunen Scheidenblättern oder ihren Resten besetzt; auf der Unterseite treten ziemlich dicke, weiße, fleischige Wurzeln hervor. In der Nähe des oberen Endes des Wurzelstocks entspringen die dunkel= grünen Blätter, die 30—70 cm lang, 1—2 cm breit, schwertförmig und lang zugespitzt sind. Am Ende selbst befindet sich der bis 1,3 m hohe Stengel, der mit einem Blütenstand abschließt; der Stengel trägt nur ein 20—80 cm langes Blatt, das dicht unter dem Blütenkolben entspringt, aber in der Richtung des Stengels weiter wächst und dadurch den Blüten= kolben seitwärts drängt. Da der Stengel flachgedrückt ist und das Blatt die Fortsetzung dieses Stengels bildet, sieht es so aus, als ob der Blüten= kolben seitlich an einem Blatt sitzt. Der Blütenkolben ist 5—11 cm lang, 1,5 cm dick, fleischig und trägt zahlreiche, sehr kleine, grüne Blüten.

Der Kalmus ist durch ganz Deutschland verbreitet; er bildet in Gräben, an Ufern von Seen, Teichen und Flüssen stellenweise dichte Bestände.

Der Wurzelstock (Rhizom) des Kalmus (Kalmuswurzel) zeichnet sich durch einen starken, angenehmen Geruch aus und wird unter dem Namen Rhizoma Calami arzneilich verwendet. Die beste Zeit für das Sammeln ist das Frühjahr und besonders der Herbst, wenn die Gräben und Teiche trocken gelegt werden. Der Wurzelstock wird dann sorgfältig von Wurzeln und Blattresten befreit, gewaschen, in Stücke geschnitten, die dann der Länge nach gespalten werden. Diese werden nun so wie sie sind, oder nach vor= herigem Abschälen der äußeren Rinde möglichst rasch getrocknet, was am besten, um Schimmeln zu verhindern, durch Ofenwärme, etwa im nicht zu heißen Backofen geschehen kann.

Geschälter Kalmus wird besser bezahlt als ungeschälter.

Verlag von Julius Springer in Berlin W. — Druck von Julius Klinkhardt in Leipzig.

Arzneipflanzen=Merkblätter des Kaiserlichen Gesundheitsamts

bearbeitet in Gemeinschaft mit 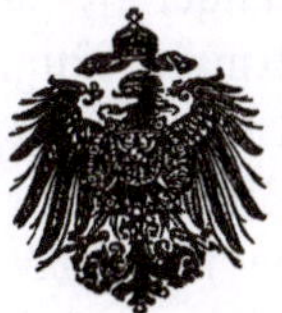 dem Arzneipflanzen=Ausschuß der Deutschen Pharmazeutischen Gesellschaft Berlin = Dahlem.

Sammelt Arzneikräuter!

Nr. 11.

Schafgarbe.

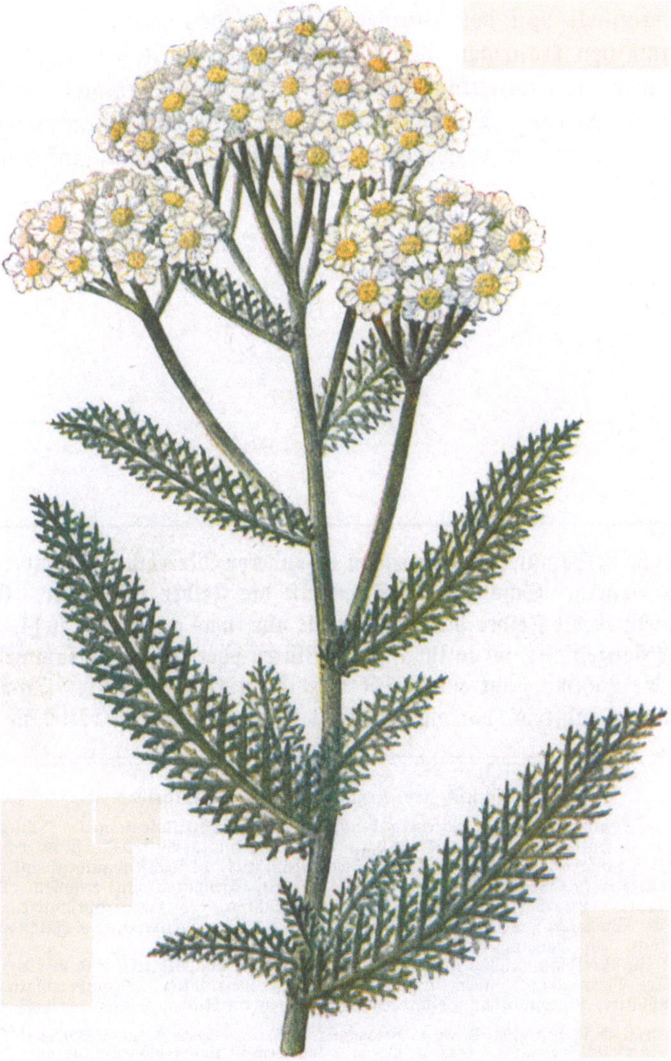

Schafgarbe. Natürliche Größe.

Die Schafgarbe, Achillea millefolium L., ist eine ausdauernde Staude von 20—50 cm Höhe. Der Stengel ist aufrecht, nicht verzweigt und stark behaart. Die Blätter sind im Umriß länglich, zwei- bis dreimal gespalten und mit stachelspitzigen Zipfeln versehen; sie sind stark behaart. Die Blütenköpfchen sind zu dichten Blütenständen vereinigt; der eiförmige Hüllkelch ist aus gelben, am Rande meist rötlichen Hüllblättchen zusammengesetzt; die fünf Randblüten sind zungenförmig, weiß oder selten rötlich, die Scheibenblüten sind röhrenförmig und gelb.

Die Schafgarbe ist auf trockenen Wiesen, Triften, an Wegrändern, in lichten Wäldern überall in Deutschland verbreitet.

Eigenartig ist der schwach würzige Geruch der Schafgarbe und der würzige, nur schwach bittere, mehr salzige Geschmack.

Man sammelt von der Pflanze entweder das ganze Kraut, d. h. die Blätter samt den krautigen Teilen des Stengels mit den Blütenköpfchen, oder aber nur die Blütenköpfchen gesondert. Das Sammeln erfolgt vom Juni bis zum Herbst. Das Kraut wird in Bündeln zusammengebunden, die an der Luft getrocknet werden, die Blüten läßt man auf Böden ausgebreitet trocknen.

Beachtet beim Sammeln die in einem besonderen Merkblatt zusammengestellten allgemeinen Regeln. Schont beim Sammeln die Felder und Äcker. Geht nicht beim Sammeln in die Felder hinein, sammelt nur, was am Rande steht, reißt nicht die ganzen Pflanzen aus, wenn ihr nur die Blüten oder Blätter zu sammeln braucht. Beschädigt die Bäume nicht und reißt von ihnen keine Äste ab. Sammelt nur, wo die Pflanzen zahlreich vorkommen, laßt vereinzelte stehen, rottet sie nicht aus.

Verzeichnis der Arzneipflanzen-Merkblätter:

1. Allgemeine Sammelregeln. 2. Bärentraubenblätter. 3. Herbstzeitlosensamen. 4. Bitterkleeblätter. 5. Arnikablüten. 6. Huflattichblätter. 7. Kamillen. 8. Löwenzahn. 9. Wildes Stiefmütterchen. 10. Kalmuswurzel. 11. Schafgarbe. 12. Ehrenpreis. 13. Stechapfelblätter. 14. Tausendgüldenkraut 15. Quendel. 16 Hauhechelwurzel. 17. Wollblumen. 18. Rainfarn. 19. Eisenhut (Akonit)-Knollen. 20. Malvenblüten und -blätter. 21. Wermutkraut. 22. Tollkirschenblätter. 23. Fingerhutblätter. 24. Bilsenkrautblätter. 25. Wacholderbeeren. 26. Bibernellwurzel. 27. Schachtelhalm. 28. Isländisches Moos. 29. Steinkleekraut. 30. Bärlappsporen. 31. Katzenpfötchenbluten.

Als 32. ist ein Merkblatt erschienen, welches das Sammeln von Blättern und Blüten, die zur Bereitung von Tee Verwendung finden, behandelt, z. B. Erdbeerblätter, Brombeerblätter, Walnußblätter, Birkenblätter, Lindenblüten, Holunderblüten, Schlehdornblüten, Blüten der weißen Taubnessel.

Preis jedes Merkblattes 10 ₰ (einschl. Porto u. Verpackung 15 ₰); von 20 Expl. eines Merkblattes an 6 ₰; von 100 Expl. eines Merkblattes an 4 ₰ — zuzügl. Porto. Außerdem ist eine **Buchausgabe** aller 32 Merkblätter auf besserem Papier in festem Umschlag erschienen, deren Preis 1.80 ℳ beträgt.

Verlag von Julius Springer in Berlin W. — Druck von Julius Klinkhardt in Leipzig.

Nr. 12.

Ehrenpreis.

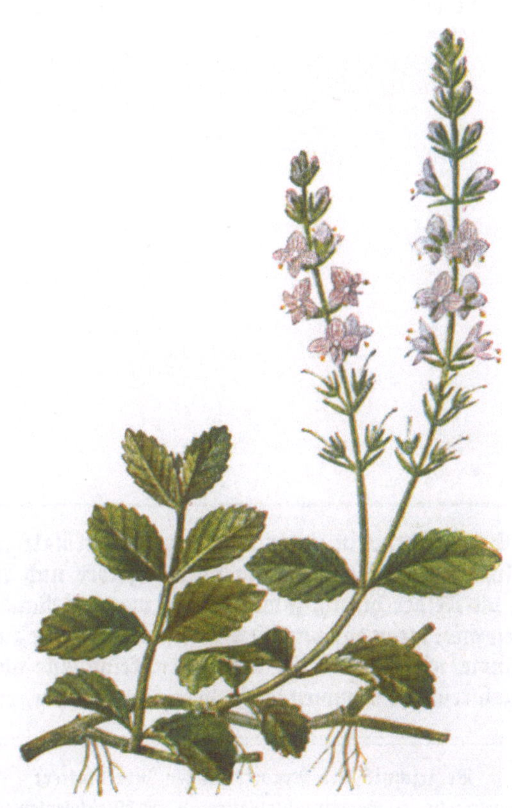

Ehrenpreis. Natürliche Größe.

Der Ehrenpreis, Veronica officinalis L., ist eine mehrjährige Pflanze mit einem 15—30 cm langen, runden und rauh behaarten Stengel, der auf der Erde kriecht. Am Grunde verästelt er sich vielfach und richtet sich nur mit seiner Spitze und dem Blütenstand auf. Die Blätter stehen stets zu zweien am Stengel einander gegenüber und sind kurz gestielt; sie sind von eiförmiger Gestalt, zugespitzt, am Grunde keilförmig, etwas derb, am Rande eingekerbt; sie sind kräftig behaart. Die kleinen hellblauen oder lila Blüten, die dunklere Adern haben, stehen in vielblütigen, ziemlich dichten, gestielten Ähren.

Ehrenpreis ist in trockenen Wäldern, auf Grasplätzen, an Abhängen, auf Schafweiden überall in Deutschland häufig.

Von der Pflanze wird das gesamte oberirdische Kraut, d. h. der Stengel mit den Blättern und Blütenständen, vom Juni bis August gesammelt; es ist als Herba Veronicae im Handel. Das Trocknen erfolgt in dünner Schicht auf gut gelüfteten Trockenböden.

Es sei darauf aufmerksam gemacht, daß selbst gut gesammelte und getrocknete Ehrenpreisblätter eine dunkelgrüne Färbung besitzen, während die trockenen Blüten eine blassere Farbe zeigen und fast weiß erscheinen.

Beachtet beim Sammeln die in einem besonderen Merkblatt zusammengestellten allgemeinen Regeln. Schont beim Sammeln die Felder und Äcker. Geht nicht beim Sammeln in die Felder hinein, sammelt nur, was am Rande steht, reißt nicht die ganzen Pflanzen aus, wenn ihr nur die Blüten oder Blätter zu sammeln braucht. Beschädigt die Bäume nicht und reißt von ihnen keine Äste ab. Sammelt nur, wo die Pflanzen zahlreich vorkommen, laßt vereinzelte stehen, rottet sie nicht aus.

Verzeichnis der Arzneipflanzen-Merkblätter:

1. Allgemeine Sammelregeln. 2. Bärentraubenblätter. 3. Herbstzeitlosensamen 4. Bitterkleeblätter 5 Arnikablüten. 6 Huflattichblätter. 7. Kamillen. 8. Löwenzahn. 9. Wildes Stiefmütterchen. 10. Kalmuswurzel. 11. Schafgarbe 12. Ehrenpreis, 13. Stechapfelblätter. 14. Tausendgüldenkraut. 15 Quendel 16 Hauhechelwurzel. 17. Wollblumen. 18 Rainfarn. 19. Eisenhut(Akonit)-Knollen. 20. Malvenblüten und -blatter. 21 Wermutkraut. 22. Tollkirschenblätter. 23. Fingerhutblätter. 24. Bilsenkrautblätter. 25. Wacholderbeeren. 26. Bibernellwurzel. 27. Schachtelhalm. 28. Isländisches Moos. 29. Steinkleekraut. 30. Bärlappsporen. 31. Katzenpfötchenblüten.

Als 32 ist ein Merkblatt erschienen, welches das Sammeln von Blättern und Blüten, die zur Bereitung von Tee Verwendung finden, behandelt, z. B. Erdbeerblätter, Brombeerblätter, Walnußblätter, Birkenblätter, Lindenblüten, Holunderblüten, Schlehdornblüten, Blüten der weißen Taubnessel.

Preis jedes Merkblattes 10 ₰ (einschl. Porto u Verpackung 15 ₰); von 20 Expl. eines Merkblattes an 6 ₰; von 100 Expl. eines Merkblattes an 4 ₰ — zuzugl. Porto Außerdem ist eine **Buchausgabe** aller 32 Merkblätter auf besserem Papier in festem Umschlag erschienen, deren Preis 1.80 ℳ beträgt.

Verlag von Julius Springer in Berlin W — Druck von Julius Klinkhardt in Leipzig.

Arzneipflanzen=Merkblätter des Kaiserlichen Gesundheitsamts

bearbeitet in Gemeinschaft mit 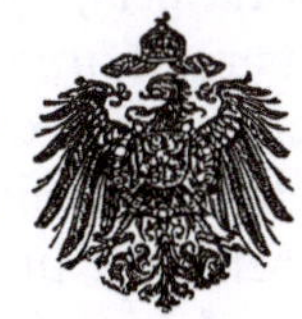 dem Arzneipflanzen=Ausschuß
der Deutschen Pharmazeutischen Gesellschaft Berlin=Dahlem.

Sammelt Arzneikräuter!

Nr. 13.

Stechapfelblätter. (Giftig!)

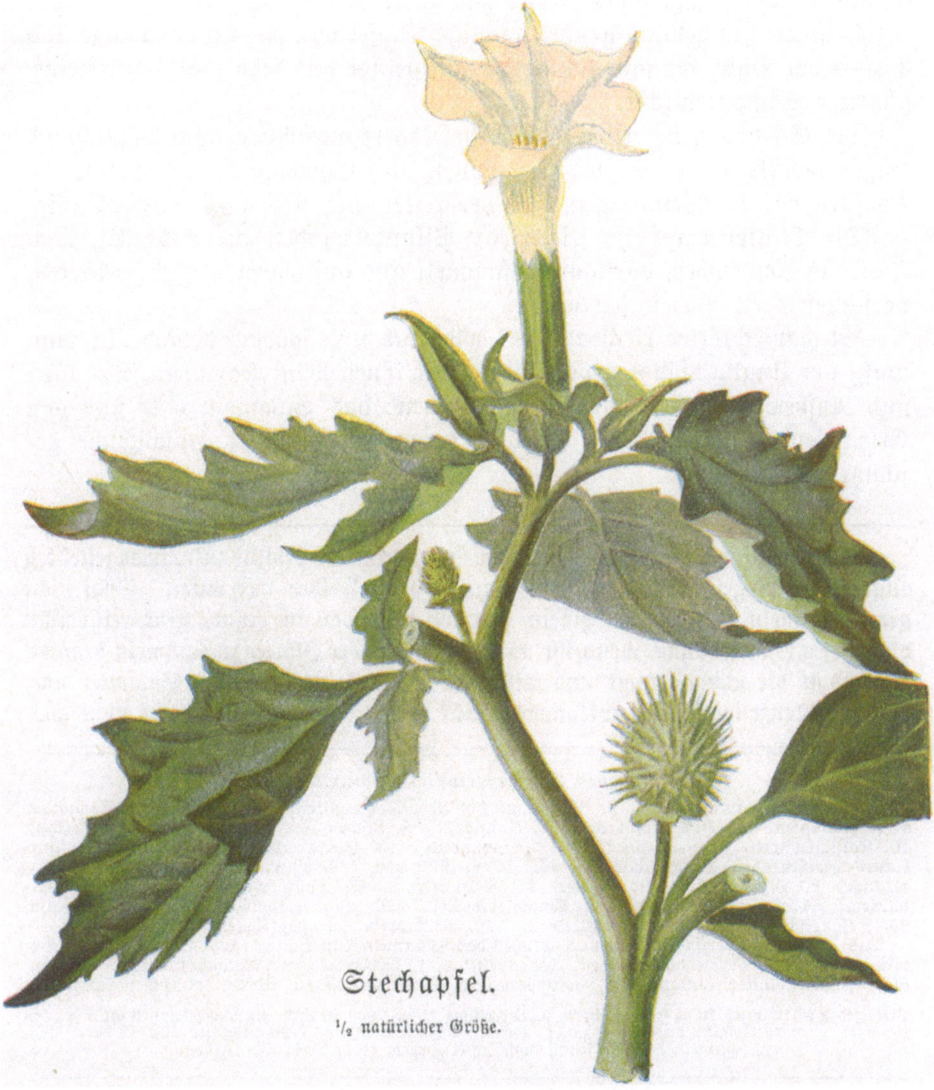

Stechapfel.

½ natürlicher Größe.

Der Stechapfel, Datura stramonium L., ist eine einjährige Pflanze mit fingerdicker Pfahlwurzel und krautigem, ½—1,2 m hohem Stengel, der unten einfach, oben gabelig verzweigt und grün ist. Die Blätter stehen abwechselnd am Stengel; sie haben 2—4 cm lange Stiele und sind breit=eiförmig, 8—18 cm lang, 5—15 cm breit. Die Blätter sind zugespitzt, am Grunde verschmälert und gehen breit in den Blattstiel über; am Rande sind sie grob gezähnt; sie sind kahl, oberseits dunkel, unterseits hell=grün und haben 3—5 stärkere Seitennerven. Die großen, schönen, duftenden Blüten sind kurz gestielt, aufrecht und stehen einzeln an den Enden der Äste; die Blüten haben am Grund einen 3,5—4,5 cm hohen, röhrigen, grünen Kelch; aus ihm bricht die zylindrische Röhre der 6—7,5 cm langen schneeweißen Blumenkrone hervor, die oben tellerförmig verbreitert ist und 5 scharf zugespitzte Zipfel hat. Die Frucht ist eine grüne, gegen die Reifezeit hin gelblich=grüne, stachlige Kapsel von 3—4,5 cm Länge und 2,5—4 cm Dicke, die mit 4 Klappen aufspringt und sehr zahlreiche, kleine, schwarze Samen entläßt.

Der Stechapfel ist erst im 17. Jahrhundert aus Asien nach Deutschland eingewandert, jetzt aber hier an Zäunen, auf Gartenland, auf Schutt, an Dorfstraßen, in Weinbergen viel verbreitet und stellenweise sehr häufig.

Die Blätter der sehr giftigen Pflanze werden zur Blütezeit, vom Juni bis September, vorsichtig gesammelt und auf warmen, gut gelüfteten, verschließbaren Böden getrocknet.

Stechapfelblätter riechen etwas widerlich und schwach betäubend; man muß, um Unglücksfälle zu vermeiden, mit ihnen beim Sammeln, Trocknen und Aufbewahren sehr sorgfältig umgehen; das Sammeln darf nur von Erwachsenen vorgenommen werden, deren Hände durch Handschuhe ge=schützt sind.

Beachtet beim Sammeln die in einem besonderen Merkblatt zusammengestellten allgemeinen Regeln. Schont beim Sammeln die Felder und Äcker. Geht nicht beim Sammeln in die Felder hinein, sammelt nur, was am Rande steht, reißt nicht die ganzen Pflanzen aus, wenn ihr nur die Blüten oder Blätter zu sammeln braucht. Beschädigt die Bäume nicht und reißt von ihnen keine Äste ab. Sammelt nur, wo die Pflanzen zahlreich vorkommen, laßt vereinzelte stehen, rottet sie nicht aus.

Verzeichnis der Arzneipflanzen=Merkblätter:

1. Allgemeine Sammelregeln. 2. Bärentraubenblätter. 3. Herbstzeitlosensamen. 4. Bitterkleeblätter. 5. Arnikabluten. 6. Huflattichblätter. 7. Kamillen. 8. Löwenzahn. 9. Wildes Stiefmütterchen. 10. Kalmuswurzel. 11. Schafgarbe. 12. Ehrenpreis. 13. Stechapfelblätter. 14. Tausendgulden=kraut. 15. Quendel. 16. Hauhechelwurzel. 17 Wollblumen. 18. Rainfarn. 19. Eisenhut(Akonit)=Knollen. 20. Malvenblüten und =blätter. 21. Wermutkraut. 22. Tollkirschenblätter. 23. Fingerhut=blätter. 24. Bilsenkrautblätter. 25. Wacholderbeeren. 26. Bibernellwurzel. 27. Schachtelhalm. 28. Isländisches Moos. 29. Steinkleekraut. 30. Bärlappsporen. 31. Katzenpfötchenblüten.

Als 32. ist ein Merkblatt erschienen, welches das Sammeln von Blättern und Blüten, die zur Be=reitung von Tee Verwendung finden, behandelt, z. B. Erdbeerblätter, Brombeerblätter, Walnuß=blätter, Birkenblätter, Lindenblüten, Holunderblüten, Schlehdornblüten, Blüten der weißen Taubnessel.

Preis jedes Merkblattes 10 ₰ (einschl. Porto u. Verpackung 15 ₰); von 20 Expl. eines Merkblattes an 6 ₰; von 100 Expl. eines Merkblattes an 4 ₰ — zuzügl. Porto. Außerdem ist eine **Buchausgabe** aller 32 Merkblätter auf besserem Papier in festem Umschlag erschienen, deren Preis 1.80 ℳ beträgt.

Verlag von Julius Springer in Berlin W. — Druck von Julius Klinkhardt in Leipzig.

Nr. 14.

Tausendgüldenkraut.

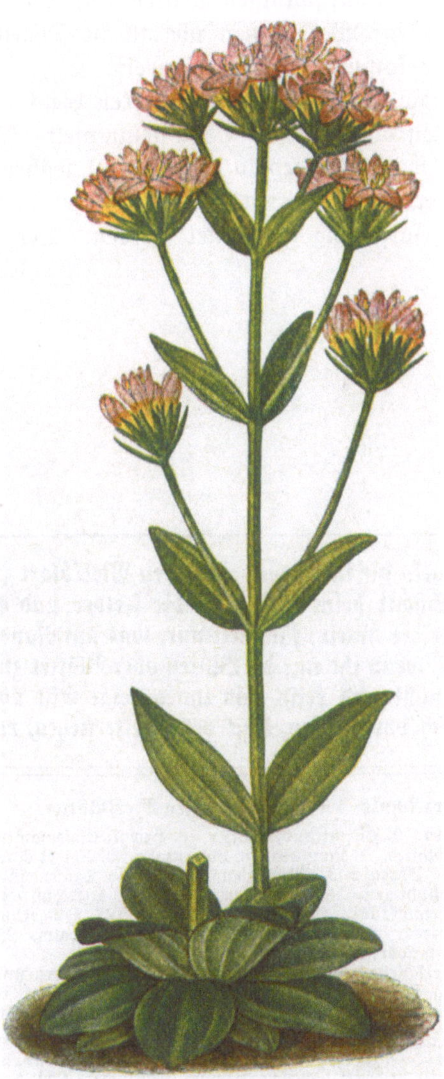

Tausendgüldenkraut. ⁴/₅ natürlicher Größe.

Das Tausendgüldenkraut, Erythraea centaurium Pers., ist eine einjährige Pflanze mit einem steifen, aufrechten Stengel, der 20—30 cm hoch, vierkantig und meist unverzweigt ist. Die unteren Blätter sind rosettenförmig zusammengedrängt, die oberen stehen entfernt voneinander, alle stehen aber zu je zwei einander gegenüber; sie sind länglich, ganzrandig und kahl; ihre Länge beträgt 3—4 cm, ihre Breite etwa 2 cm; sie sind spitz, am Grunde verschmälert und nicht gestielt und werden von 3—5 auf der Unterseite vorspringenden Längsnerven durchzogen. Von den rosaroten Blüten stehen viele am Ende des Stengels und der in den obersten Blattachseln stehenden Blütenzweige zusammen. Der grüne Kelch ist halb so lang wie die tellerförmige, fünflappige Blumenkrone.

Tausendgüldenkraut ist auf sonnigen Triften, auf trockenen oder feuchten Wiesen, in Gebüschen, auf Waldblößen überall in Deutschland verbreitet und tritt da, wo es vorkommt, meist herdenweise auf.

Von der Pflanze, die durch einen stark bitteren Geschmack ausgezeichnet ist, werden die gesamten oberirdischen Teile gesammelt. Die Stengel samt Blättern und Blüten werden oberhalb der Wurzel während der Blütezeit von Juli bis September abgeschnitten und in Büschel zusammengebunden, die dann an der Luft sorgfältig getrocknet werden. Der Handelsname ist Herba Centaurii.

Beachtet beim Sammeln die in einem besonderen Merkblatt zusammengestellten allgemeinen Regeln. Schont beim Sammeln die Felder und Äcker. Geht nicht beim Sammeln in die Felder hinein, sammelt nur, was am Rande steht, reißt nicht die ganzen Pflanzen aus, wenn ihr nur die Blüten oder Blätter zu sammeln braucht. Beschädigt die Bäume nicht und reißt von ihnen keine Äste ab. Sammelt nur, wo die Pflanzen zahlreich vorkommen, laßt vereinzelte stehen, rottet sie nicht aus.

Verzeichnis der Arzneipflanzen=Merkblätter:

1. Allgemeine Sammelregeln. 2. Bärentraubenblätter. 3. Herbstzeitlosensamen. 4. Bitterkleeblätter. 5. Arnikablüten. 6. Huflattichblätter. 7. Kamillen. 8. Löwenzahn. 9. Wildes Stiefmütterchen. 10. Kalmuswurzel. 11. Schafgarbe. 12. Ehrenpreis. 13. Stechapfelblätter. 14. Tausendgüldenkraut. 15. Quendel. 16. Hauhechelwurzel. 17. Wollblumen. 18. Rainfarn. 19. Eisenhut(Akonit)=Knollen. 20. Malvenblüten und =blätter. 21. Wermutkraut. 22. Tollkirschenblätter. 23. Fingerhutblätter. 24. Bilsenkrautblätter. 25. Wacholderbeeren. 26. Bibernellwurzel. 27. Schachtelhalm. 28. Isländisches Moos. 29. Steinkleekraut. 30. Bärlappsporen. 31. Katzenpfötchenblüten.

Als 32. ist ein Merkblatt erschienen, welches das Sammeln von Blättern und Blüten, die zur Bereitung von Tee Verwendung finden, behandelt, z. B. Erdbeerblätter, Brombeerblätter, Walnußblätter, Birkenblätter, Lindenblüten, Holunderblüten, Schlehdornblüten, Blüten der weißen Taubnessel.

Preis jedes Merkblattes 10 ₰ (einschl Porto u. Verpackung 15 ₰); von 20 Expl eines Merkblattes an 6 ₰. von 100 Expl. eines Merkblattes an 4 ₰ — zuzügl Porto. Außerdem ist eine **Buchausgabe** aller 32 Merkblätter auf besserem Papier in festem Umschlag erschienen, deren Preis 1.80 ℳ beträgt.

Verlag von Julius Springer in Berlin W. — Druck von Julius Klinkhardt in Leipzig.

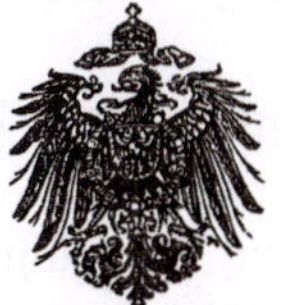

bearbeitet in Gemeinschaft mit   dem Arzneipflanzen=Ausschuß
der Deutschen Pharmazeutischen   Gesellschaft Berlin=Dahlem.

Sammelt Arzneikräuter!

Nr. 15.

Quendel.

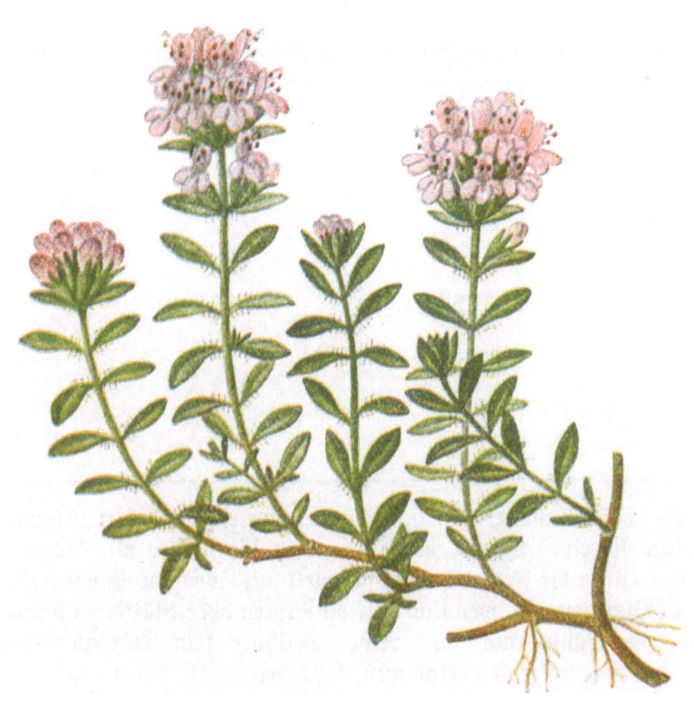

Quendel. Naturliche Größe

Quendel, Feldthymian, Feldkümmel, Thymus serpyllum L., ist ein Halbstrauch, von dessen Pfahlwurzel zahlreiche holzige, niederliegende, stark verzweigte Stengel auslaufen. Die von diesen Stengeln ausgehenden Zweige sind nicht verholzt, mehr oder weniger aufgerichtet und mit einer rötlichen Rinde bedeckt. Die Blätter stehen stets zu zweien einander an den Zweigen gegenüber; sie sind länglich, am oberen Ende meist ab= gerundet, nach dem Grunde zu in den bis 3 mm langen Blattstiel ver= schmälert; sie sind 1—1,5 cm lang, 5—7 mm breit, am Rande glatt und schwach abwärts gerollt; in der Behaarung wechseln sie sehr stark, so daß sie fast kahl bis dicht rauhhaarig vorkommen, am Grunde sind sie jedoch stets kräftig borstig.

Die kleinen hellpurpurfarbenen Blüten stehen am Ende der Zweige, oben dicht gedrängt, unten meist weiter auseinander. Der Kelch ist bis zur Hälfte in zwei Lippen gespalten, fünfzähnig, braunrot und behaart; die Blumenkrone ist vierzipfelig und hat zwei Lippen.

Quendel ist auf trockenen, lichten Waldstellen, auf Hügeln, an Wege=randern, auf Schafweiden überall in Deutschland verbreitet und bildet im Hochsommer oft, über und über blühend, einen herrlichen Schmuck trockener sandiger Hügel.

Man sammelt vom Quendel vom Juni bis August das Kraut, d. h. die unverholzten aufsteigenden Zweige samt den ansitzenden Blättern und Blüten. Der Handelsname ist Herba Serpylli. Das Trocknen erfolgt an der Sonne oder auf gut gelüfteten Böden. Quendel besitzt auch nach dem Trocknen einen kräftigen, würzigen Duft.

Beachtet beim Sammeln die in einem besonderen Merkblatt zusammengestellten allgemeinen Regeln. Schont beim Sammeln die Felder und Äcker. Geht nicht beim Sammeln in die Felder hinein, sammelt nur, was am Rande steht, reißt nicht die ganzen Pflanzen aus, wenn ihr nur die Blüten oder Blätter zu sammeln braucht. Beschädigt die Bäume nicht und reißt von ihnen keine Äste ab. Sammelt nur, wo die Pflanzen zahlreich vorkommen, laßt vereinzelte stehen, rottet sie nicht aus.

Verzeichnis der Arzneipflanzen=Merkblätter:

1. Allgemeine Sammelregeln. 2. Bärentraubenblätter. 3. Herbstzeitlosensamen. 4. Bitterkleeblätter. 5. Arnikablüten. 6. Huflattichblätter. 7. Kamillen. 8. Löwenzahn. 9. Wildes Stiefmütterchen. 10. Kal=muswurzel. 11. Schafgarbe. 12. Ehrenpreis. 13. Stechapfelblätter. 14. Tausendgüldenkraut. 15. Quendel. 16. Hauhechelwurzel. 17. Wollblumen. 18 Rainfarn. 19. Eisenhut(Akonit)=Knollen. 20. Malven=blüten und =blatter. 21. Wermutkraut. 22. Tollkirschenblätter. 23. Fingerhutblätter. 24. Bilsen=trautblatter. 25. Wacholderbeeren. 26. Bibernellwurzel. 27. Schachtelhalm. 28. Isländisches Moos. 29. Steinkleekraut. 30. Bärlappsporen. 31. Katzenpfötchenblüten.

Als 32. ist ein Merkblatt erschienen, welches das Sammeln von Blättern und Blüten, die zur Be=reitung von Tee Verwendung finden, behandelt, z. B. Erdbeerblätter, Brombeerblätter, Walnuß=blätter, Birkenblätter, Lindenblüten, Holunderblüten, Schlehdornblüten, Blüten der weißen Taubnessel.

Preis jedes Merkblattes 10 ₰ (einschl. Porto v. Verpackung 15 ₰); von 20 Expl. eines Merkblattes an 6 ₰; von 100 Expl. eines Merkblattes an 4 ₰ — zuzugl Porto. Außerdem ist eine Buchausgabe aller 32 Merkblätter auf besserem Papier in festem Umschlag erschienen, deren Preis 1.80 ℳ beträgt.

Verlag von Julius Springer in Berlin W. — Druck von Julius Klinkhardt in Leipzig.

Arzneipflanzen-Merkblätter des Kaiserlichen Gesundheitsamts

bearbeitet in Gemeinschaft mit dem Arzneipflanzen-Ausschuß der Deutschen Pharmazeutischen Gesellschaft Berlin-Dahlem.

Sammelt Arzneikräuter!

Nr. 16.

Hauhechelwurzel.

Hauhechel.
Natürliche Größe.

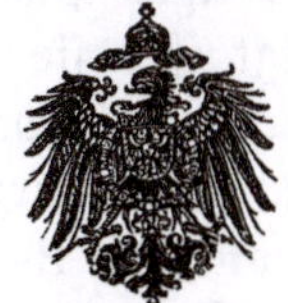

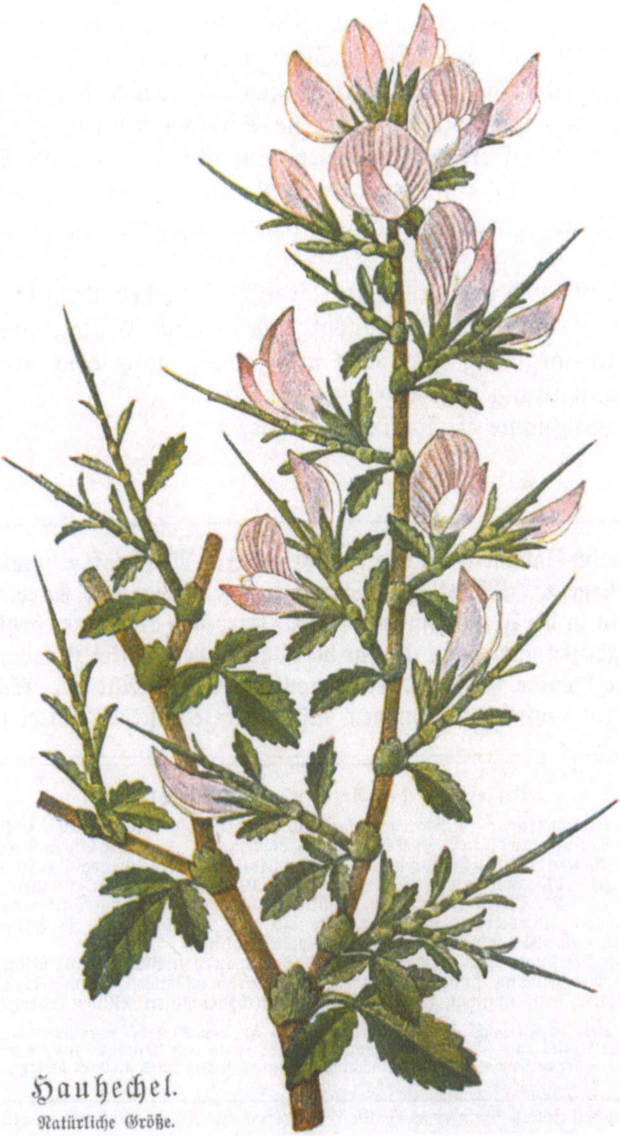

Hauhechel, Weiberkrieg, Drieskraut, Ononis spinosa L., ist ein Halb=
strauch mit kräftiger, bis ½ m langer und oben 1—1,5 cm dicker Pfahl=
wurzel, die nur wenig verzweigt ist; sie ist oft unregelmäßig gestaltet,
abgeflacht und mit dunkelbrauner bis schwarzer, gefurchter Rinde bedeckt.
Der Holzkörper ist gelblich=weiß. Die Wurzel endet oben in einen kurzen,
dicken, unterirdischen Stamm, von dem 2—5 aufrechte oder aufsteigende,
50—70 cm hohe, 2—5 mm dicke Stengel abzweigen, die rund, unten ver=
holzt und oben krautig sind; von diesen laufen wieder zahlreiche kurze
beblätterte Triebe in lange, gerade, spitze Dornen aus. Die Blätter sind
klein, die unteren dreizählig, die oberen einfach; die Blattfläche der Blättchen
ist häufig nur 4—5 mm lang, 2 mm breit, wird aber auch manchmal bis
2 cm lang und 1 cm breit; die Blättchen sind länglich und am Rande
mehr oder weniger deutlich gesägt. Die Blüten stehen ziemlich dicht an
den oberen Zweigen und sind „Schmetterlingsblüten", deren größere
Blumenblätter eine schöne Rosafarbe aufweisen, während die kleineren, die
Flügel, weiß sind und nur rosenfarbene Streifen besitzen.

Hauhechel ist auf trockenen Wiesen, auf Schafweiden, an Wegrändern
und Waldrändern, auf unfruchtbaren Feldern, auf trockenen Hügeln durch
ganz Deutschland verbreitet und stellenweise, besonders in Süddeutschland,
sehr häufig.

Im Herbst wird der ganze unterirdische Teil der Pflanze, die Wurzel
samt dem knorrigen Stamm, ausgegraben, nach Entfernung der ober=
irdischen Teile sorgfältig gewaschen und sodann ganz oder nach einer er=
folgten Längsspaltung getrocknet.

Der Handelsname ist Radix Ononidis.

**Beachtet beim Sammeln die in einem besonderen Merkblatt zusammengestellten
allgemeinen Regeln. Schont beim Sammeln die Felder und Äcker. Geht nicht
beim Sammeln in die Felder hinein, sammelt nur, was am Rande steht, reißt nicht
die ganzen Pflanzen aus, wenn ihr nur die Blüten oder Blätter zu sammeln braucht.
Beschädigt die Bäume nicht und reißt von ihnen keine Äste ab. Sammelt nur,
wo die Pflanzen zahlreich vorkommen, laßt vereinzelte stehen, rottet sie nicht aus.**

Verzeichnis der Arzneipflanzen=Merkblätter:

1 Allgemeine Sammelregeln. 2. Bärentraubenblätter. 3. Herbstzeitlosensamen 4. Bitterkleeblätter.
5. Arnikablüten. 6. Huflattichblätter. 7. Kamillen. 8. Löwenzahn. 9. Wildes Stiefmütterchen. 10. Kal=
muswurzel. 11. Schafgarbe. 12. Ehrenpreis 13. Stechapfelblätter. 14. Tausendgüldenkraut. 15 Quendel.
16. Hauhechelwurzel. 17. Wollblumen. 18. Rainfarn. 19. Eisenhut(Akonit)=Knollen. 20. Malven=
blüten und =blätter. 21. Wermutkraut. 22. Tollkirschenblätter. 23. Fingerhutblätter. 24 Bilsen=
krautblätter. 25. Wacholderbeeren. 26. Bibernellwurzel. 27. Schachtelhalm. 28. Isländisches Moos.
29. Steinkleekraut. 30. Bärlappsporen. 31. Katzenpfötchenblüten.

Als 32. ist ein Merkblatt erschienen, welches das Sammeln von Blättern und Blüten, die zur Be=
reitung von Tee Verwendung finden, behandelt, z. B. Erdbeerblätter, Brombeerblätter, Walnuß=
blätter, Birkenblätter, Lindenblüten, Holunderblüten, Schlehdornblüten, Blüten der weißen Taubnessel.

Preis jedes Merkblattes 10 ₰ (einschl. Porto u. Verpackung 15 ₰); von 20 Expl. eines Merkblattes an 6 ₰ von
100 Expl. eines Merkblattes an 4 ₰ — zuzügl. Porto. Außerdem ist eine **Buchausgabe** aller 32 Merkblätter
auf besserem Papier in festem Umschlag erschienen, deren Preis 1.80 M beträgt.

Verlag von Julius Springer in Berlin W. — Druck von Julius Klinkhardt in Leipzig.

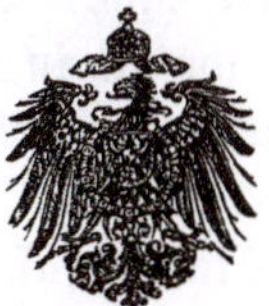

Nr. 17.

Wollblumen.

Unter Wollkraut, Königskerze, auch wilder Tabak genannt, Verbascum thapsiforme Schrad. und Verbascum phlomoides L., versteht man zwei botanisch nur schwer zu trennende, einander sehr ähnliche, zweijährige Pflanzen, die im ersten Jahr nur eine große Rosette von Blättern bilden; aus dieser treibt im zweiten Jahr ein 0,6—2 m hoher, steifer und aufrechter, unverzweigter Stengel hervor, der dick filzig behaart ist; er ist undeutlich fünfkantig. Die Blätter stehen am Stengel einander nicht gegenüber; die unteren sind gestielt, die oberen sitzen ohne Stiel am Stengel; sie sind länglich=eiförmig und laufen bis zum nächsten unteren Blatt am Stengel herunter (Verb. thapsiforme) oder sie sind eiförmig bis länglich=eiförmig und laufen nur kurz am Stengel herab (Verb. phlomoides); die Blattfläche ist runzlig, an der unteren Seite stark geadert und beiderseits dicht filzig behaart. Die Blüten stehen in sehr großer Zahl in einer dichten langen Ähre am Ende des Stengels und blühen langsam von unten nach oben auf. Der glockenförmige Kelch ist zur Blütezeit 6—8 mm hoch. Die Blumenkrone ist 1,5—2 cm breit und besitzt eine nur sehr kurze Röhre, die in einen flachen, breiten, goldgelben Saum

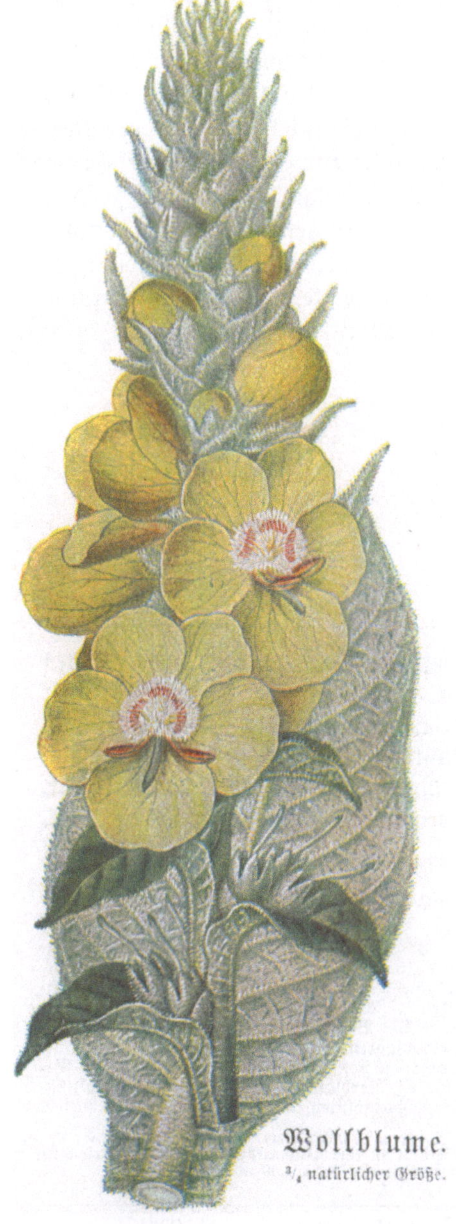

Wollblume.
³/₄ natürlicher Größe.

übergeht, der fünf ungleich große Lappen hat. Die Lappen der Blumen=
krone sind außen behaart, innen kahl. Die fünf Staubgefäße sitzen un=
mittelbar auf der kurzen Röhre, wo sie in die Blumenkronlappen übergeht.
Dem größten Lappen der Blumenkrone stehen zwei Staubgefäße zur Seite,
die im Gegensatz zu den übrigen kahl, nach unten gebogen und etwas länger
als jene sind; die drei anderen Staubgefäße sind mit langen Haaren besetzt,
ihre Staubbeutel stehen in der Form eines T quer auf den Stielen.

Wollkraut findet sich an wüsten Stellen, auf sonnigen Hügeln, auf
Brachäckern, Waldschlägen, an Wegerändern, auf Sand und Lehm überall
in Deutschland; stellenweise tritt die schöne Pflanze in großen Mengen auf.

Im Juli und August pflückt man an trockenen Tagen frühmorgens
bei Sonnenaufgang die voll entfalteten goldgelben Blumenkronen aus den
Kelchen heraus und trocknet sie sehr rasch und sorgfältig zuerst an der
Luft, dann bei mäßiger Ofenwärme; damit die schöne Farbe erhalten
bleibt, ist mehrmaliges Nachtrocknen erforderlich; zur Erhaltung der Farbe
müssen die Wollblumen dann auch, vor Licht geschützt, in gut schließenden
Gefäßen aufbewahrt werden. Die Wollblumen besitzen nach dem Trocknen
einen eigentümlichen, angenehmen Geruch und einen süßlich=schleimigen
Geschmack. Durch unachtsames Trocknen oder schlechte Aufbewahrung braun
oder unansehnlich gewordene, geruchlose Wollblumen sind wertlos.

**Beachtet beim Sammeln die in einem besonderen Merkblatt zusammengestellten
allgemeinen Regeln. Schont beim Sammeln die Felder und Äcker. Geht nicht
beim Sammeln in die Felder hinein, sammelt nur, was am Rande steht, reißt nicht
die ganzen Pflanzen aus, wenn ihr nur die Blüten oder Blätter zu sammeln braucht.
Beschädigt die Bäume nicht und reißt von ihnen keine Äste ab. Sammelt nur,
wo die Pflanzen zahlreich vorkommen, laßt vereinzelte stehen, rottet sie nicht aus.**

Verzeichnis der Arzneipflanzen=Merkblätter:

1. Allgemeine Sammelregeln. 2. Bärentraubenblätter. 3. Herbstzeitlosensamen. 4. Bitterkleeblätter. 5. Arnikablüten. 6. Huflattichblätter. 7. Kamillen. 8. Löwenzahn. 9. Wildes Stiefmütterchen. 10. Kalmuswurzel. 11. Schafgarbe. 12. Ehrenpreis. 13. Stechapfelblätter. 14. Tausendgülden= kraut. 15. Quendel. 16. Hauhechelwurzel. 17. Wollblumen. 18. Rainfarn. 19. Eisenhut(Akonit)= knollen. 20. Malvenblüten und =blätter. 21. Wermutkraut. 22. Tollkirschenblätter. 23. Fingerhut= blätter. 24. Bilsenkrautblätter. 25. Wacholderbeeren. 26. Bibernellwurzel. 27. Schachtelhalm. 28. Isländisches Moos. 29. Steinkleekraut. 30. Bärlappsporen. 31. Katzenpfötchenblüten. Als 32. ist ein Merkblatt erschienen, welches das Sammeln von Blättern und Blüten, die zur Be= reitung von Tee Verwendung finden, behandelt, z. B. Erdbeerblätter, Brombeerblätter, Walnuß= blätter, Birkenblätter, Lindenblüten, Holunderblüten, Schlehdornblüten, Blüten der weißen Taubnessel.

Preis jedes Merkblattes 10 ₰ (einschl. Porto u. Verpackung 15 ₰); von 20 Expl. eines Merkblattes an 6 ₰; von 100 Expl. eines Merkblattes an 4 ₰ — zuzügl. Porto. Außerdem ist eine **Buchausgabe** aller 32 Merkblätter auf besserem Papier in festem Umschlag erschienen, deren Preis 1.80 ℳ beträgt.

Verlag von Julius Springer in Berlin W. — Druck von Julius Klinkhardt in Leipzig.

Arzneipflanzen-Merkblätter des Kaiserlichen Gesundheitsamts

bearbeitet in Gemeinschaft mit dem Arzneipflanzen-Ausschuß der Deutschen Pharmazeutischen Gesellschaft Berlin-Dahlem

Sammelt Arzneikräuter!

Nr. 18.

Rainfarn.

Rainfarn.
Natürliche Größe.

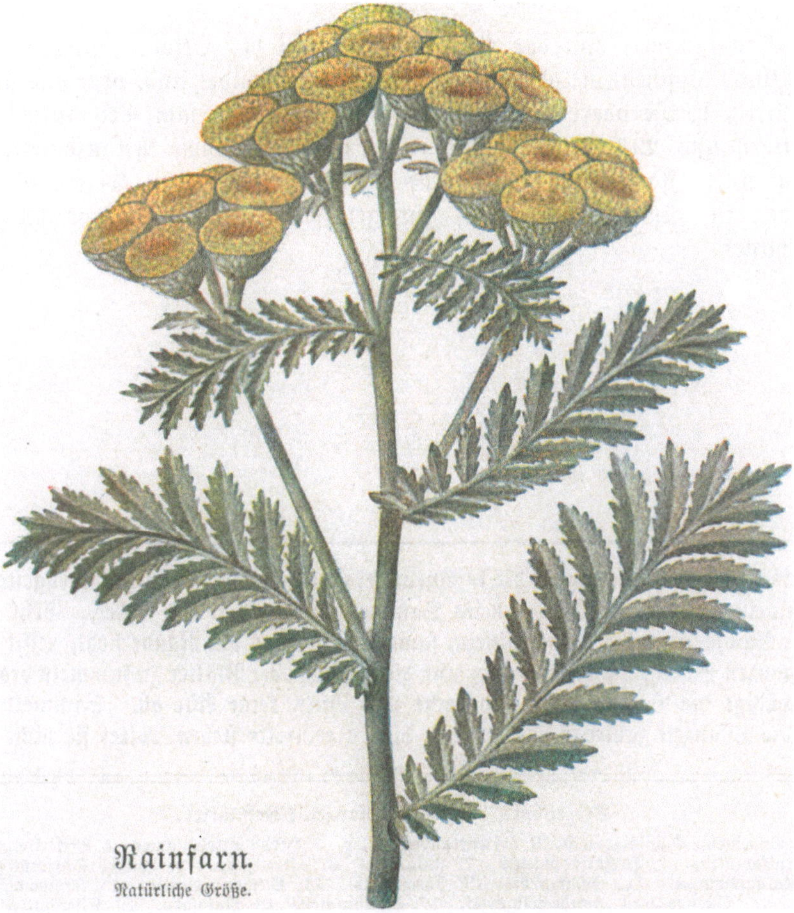

Der Rainfarn, Tanacetum vulgare L. oder Chrysanthemum vulgare Bernh., ist eine mehrjährige Pflanze mit kräftigem, ½—1,2 m hohem, fast kahlem und meist unverzweigtem Stengel. Die länglichen Blätter stehen am Stengel einander nicht gegenüber; sie sind wie eine Feder geteilt. An den unteren Blättern sind die einzelnen Abschnitte tief gespalten, an den oberen Blättern sind sie schwach gespalten, oder der Rand erscheint

nur gesägt. Der Mittelstreifen der Blätter ist nach der Spitze zu all=
mählich verbreitert; die unteren Blätter sind gestielt, die oberen stiellos
(sitzend); alle sind fast kahl; am Grunde der Blätter stehen noch zwei
ohrenförmige Blättchen. Die Blütenköpfchen stehen an der Spitze des
Stengels und der obersten Zweige in dichten, fast ebenen, aufrechten
Blütensträußen. Der grüne Kelch, der die Blüte umhüllt, ist halbkugelig,
die auf einem etwas vorgewölbten Blütenboden stehenden goldgelben,
zahllosen, kleinen Blüten eines Köpfchens sind alle gleichartig röhrenförmig.

Der Rainfarn ist an Rainen, am Rande von Wäldern, Äckern und
Wiesen, an Straßendämmen, auf sandigen Hügeln, Schafweiden, an leh=
migen Flußufern überall in Deutschland häufig anzutreffen und tritt
besonders in den überschwemmungsgebieten der großen Flüsse oft in dichten
Beständen auf.

Man sammelt von der Pflanze vom Juli bis Oktober entweder nur
die Blütenköpfchen, die als Flores Tanaceti im Handel sind, oder das ganze
Kraut, d. h. die oberen weichen Teile des Stengels samt den ansitzenden
Blättern und Blütenköpfchen (Herba Tanaceti). Diese Pflanzenteile be=
sitzen einen starken würzigen Duft und einen bitteren Geschmack; sie
werden in dünner Schicht auf gut gelüfteten Böden ausgebreitet und
getrocknet.

Nr. 19.

Eisenhut(Akonit)-Knollen.
(Giftig!)

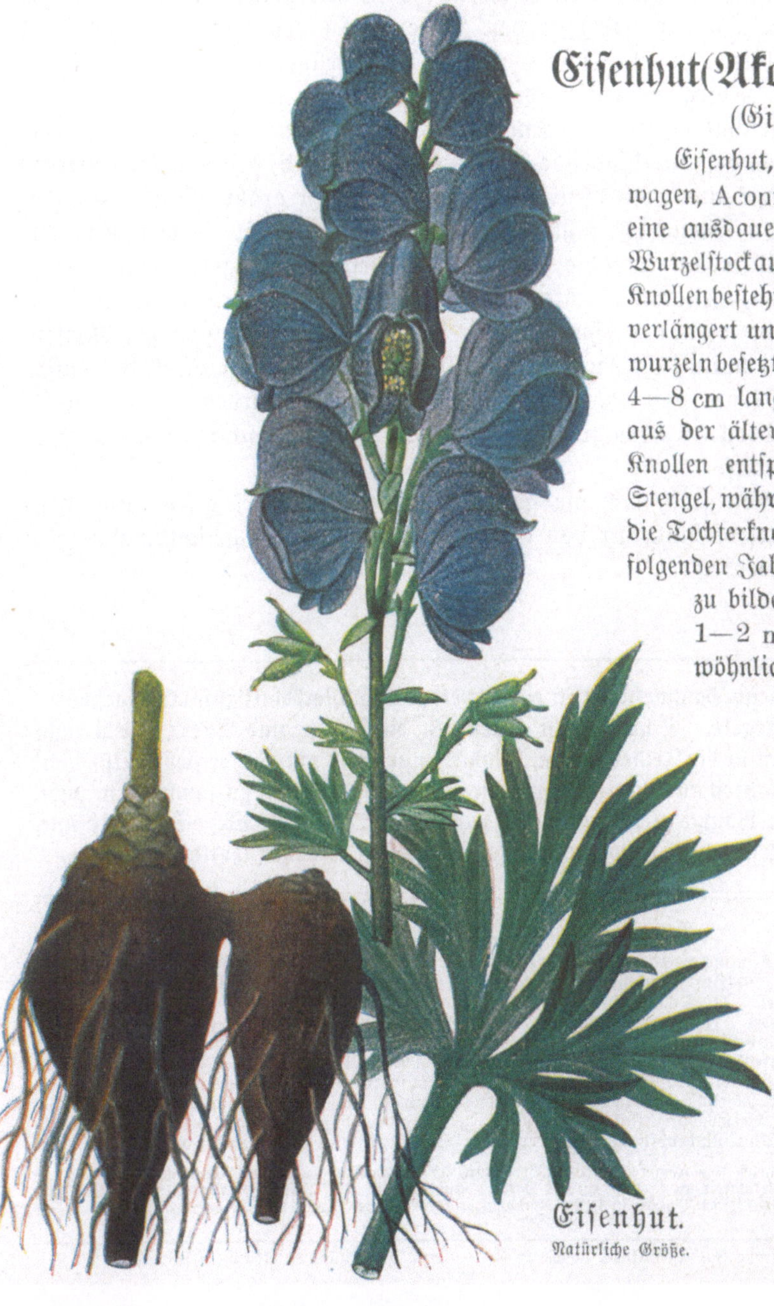

Eisenhut, Sturmhut, Venuswagen, Aconitum napellus L., ist eine ausdauernde Staude, deren Wurzelstock aus zwei rübenförmigen Knollen besteht, die in einen Schwanz verlängert und mit dünnen Nebenwurzeln besetzt sind; die Knollen sind 4—8 cm lang und 2—3 cm dick; aus der älteren, dunkleren dieser Knollen entspringt der blühende Stengel, während die andere hellere, die Tochterknolle, bestimmt ist, im folgenden Jahre den Blütenstengel zu bilden. Der Stengel ist 1—2 m hoch, aufrecht, gewöhnlich erst oben verzweigt und schwach kantig. Die Blätter stehen abwechselnd, also am Stengel nicht einander gegenüber, und haben einen bis 10 cm langen Stiel. Die Blattfläche ist auf der oberen Seite dunkelgrün, auf der unteren Seite blasser, tief in drei bis sieben Teile gespalten. Die einzelnen Teile sind wiederum in zahlreiche größere und

Eisenhut.

Natürliche Größe.

kleinere Lappen zerteilt. Die Blüten stehen in meist dichten Trauben
am Ende des Stengels und der Zweige; sie sind groß, schön und auf=
fallend geformt. Die Kelchblätter sind blauviolett, in der Form sehr ver=
schieden, eines von ihnen ist helmförmig gestaltet mit schiefer Mündung.
Zwei der im übrigen unscheinbaren Blumenblätter sind zu eigenartig
spornartigen, honigabsondernden Körpern umgebildet und stehen wage=
recht nickend in der Blüte.

Der Eisenhut ist überall in Deutschland verbreitet, kommt aber im
Flachlande nur im Osten vor, während er in den Wäldern der Gebirge,
besonders im Schwarzwald, in den Vogesen, in den bayerischen Alpen,
im Riesengebirge oft massenhaft auftritt und stellenweise auch in dichten
Horsten auf Gebirgsweiden beobachtet wird.

Vom Eisenhut werden die Knollen, die als Tubera Aconiti im Handel
sind, sowie das gesamte blühende Kraut (Herba Aconiti) gesammelt; letzteres
wird allerdings nur noch wenig angewendet. Man gräbt die am Grunde
des blühenden Stengels nicht tief im Boden steckenden beiden Knollen
aus, sammelt jedoch nur die noch nicht in einen Stengel verlängerten,
dicken, prallen, helleren Tochterknollen. Von diesen werden die dünnen
Seitenwurzeln sowie der schwanzartige Fortsatz mit einem scharfen Messer
abgeschnitten, worauf die Knollen sorgfältig an einem luftigen Ort, möglichst
bei einer Wärme von 20—25°, schnell getrocknet werden. Nach voll=
kommenem Trocknen bewahrt man die Knollen in gut schließenden Weiß=
blechgefäßen auf.

Die Knollen sind, wie die ganze Pflanze, sehr stark giftig, und das
Sammeln darf deshalb nur von Erwachsenen mit allen Vorsichtsmaßregeln
ausgeführt werden.

Beachtet beim Sammeln die in einem besonderen Merkblatt zusammengestellten
allgemeinen Regeln. Schont beim Sammeln die Felder und Äcker. Geht nicht
beim Sammeln in die Felder hinein, sammelt nur, was am Rande steht, reißt nicht
die ganzen Pflanzen aus, wenn ihr nur die Blüten oder Blätter zu sammeln braucht.
Beschädigt die Bäume nicht und reißt von ihnen keine Äste ab. Sammelt nur,
wo die Pflanzen zahlreich vorkommen, laßt vereinzelte stehen, rottet sie nicht aus.

Verzeichnis der Arzneipflanzen=Merkblätter:

1. Allgemeine Sammelregeln. 2. Bärentraubenblätter. 3. Herbstzeitlosensamen. 4. Bitterkleeblätter.
5. Arnikablüten. 6. Huflattichblätter. 7. Kamillen. 8. Löwenzahn. 9. Wildes Stiefmütterchen.
10. Kalmuswurzel. 11. Schafgarbe. 12. Ehrenpreis. 13. Stechapfelblätter. 14. Tausendgülden=
kraut. 15. Quendel. 16. Hauhechelwurzel. 17. Wollblumen. 18. Rainfarn. 19. Eisenhut(Akonit)=
Knollen. 20. Malvenblüten und =blätter. 21. Wermutkraut. 22. Tollkirschenblätter. 23. Fingerhut=
blätter. 24. Bilsenkrautblätter. 25. Wacholderbeeren. 26. Bibernellwurzel. 27. Schachtelhalm.
28. Isländisches Moos. 29. Steinkleekraut. 30. Bärlappsporen. 31. Katzenpfötchenblüten.
Als 32. ist ein Merkblatt erschienen, welches das Sammeln von Blättern und Blüten, die zur Be=
reitung von Tee Verwendung finden, behandelt, z. B. Erdbeerblätter, Brombeerblätter, Walnuß=
blätter, Birkenblätter, Lindenblüten, Holunderblüten, Schlehdornblüten, Blüten der weißen Taubnessel.

Preis jedes Merkblattes 10 ₰ (einschl. Porto u. Verpackung 15 ₰); von 20 Expl. eines Merkblattes an 6 ₰; von
100 Expl. eines Merkblattes an 4 ₰ — zuzügl. Porto. Außerdem ist eine **Buchausgabe** aller 32 Merkblätter
auf besserem Papier in festem Umschlag erschienen, deren Preis 1.80 *M* beträgt.

Verlag von Julius Springer in Berlin W. — Druck von Julius Klinkhardt in Leipzig.

Arzneipflanzen-Merkblätter des Kaiserlichen Gesundheitsamts

bearbeitet in Gemeinschaft mit dem Arzneipflanzen-Ausschuß der Deutschen Pharmazeutischen Gesellschaft Berlin-Dahlem.

Sammelt Arzneikräuter!

Nr. 20.

Malvenblätter, Malvenblüten.

Wilde Malve.
Natürliche Größe.

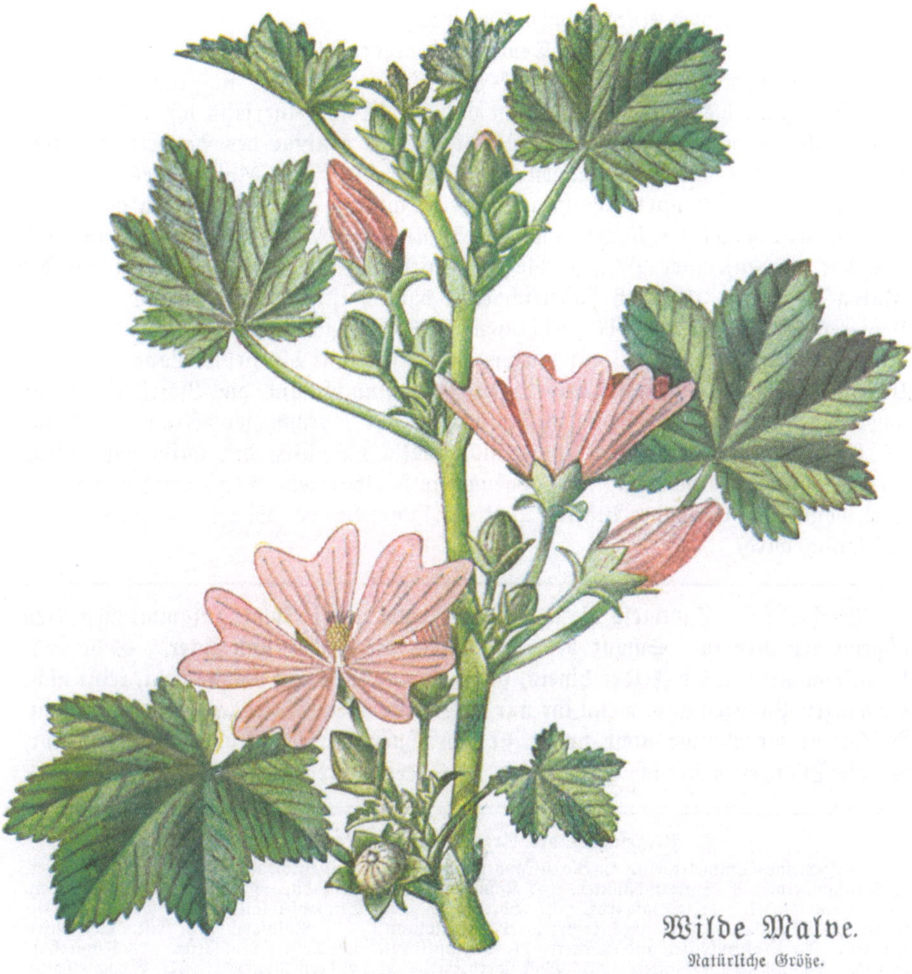

Die wilde Malve, Käsepappel, Roßpappel, Malva silvestris L., ist eine zweijährige Pflanze mit einem 30 cm bis 1,20 m hohen, rauhhaarigen Stengel, der sowohl am Boden niederliegen als auch bis in aufrechte Stellung übergehen kann. Es gibt bisweilen mehrjährige Malvenpflanzen, die aber auch dann nicht holzig

werden. Die Blätter stehen am Stengel nicht einander gegenüber und haben
etwa 10 cm lange Stiele; die Grundform der Blattfläche ist rund; die Blätter
sind 7—11 cm lang, 12—15 cm breit; am Grunde sind die Blätter flach herzförmig ausgeschnitten; bisweilen sind sie abgestutzt; sie sind in drei oder meist
fünf Lappen geteilt; die Lappen greifen ziemlich tief in die Blattfläche hinein und
sind spitz; der Blattrand ist unregelmäßig gesägt, die drei oder fünf Hauptnerven
des Blattes strahlen sämtlich von dem Grunde der Blattfläche aus; die Behaarung
ist meist spärlich. Die Blüten stehen zu mehreren in Büscheln in den Achseln der
Blätter und sind langgestielt; der 5—8 mm hohe Kelch ist in fünf Lappen
gespalten und besitzt außen noch einen aus drei Blättchen gebildeten Außenkelch.
Die blauviolette Blumenkrone besteht aus fünf zarten, 2—2,5 cm langen, am
oberen Ende tief eingeschnittenen Blumenkronblättern, in deren Mitte eine hohe,
aus den Staubfäden gebildete Röhre steht. Der Fruchtknoten hat zehn Fächer
und ist von der Form eines flachen Kuchens.

Die wilde Malve ist in ganz Deutschland verbreitet und findet sich an Zäunen,
Hecken, buschigen Abhängen und auf Schuttstellen mitunter in großen Mengen.

Vom Juni bis September werden von der Malve einerseits die Blüten samt
dem Kelch und einem Stück des Stiels, die Flores Malvae des Handels, andererseits die Blätter mit ihren langen Blattstielen, die Folia Malvae des Handels,
gesammelt und in dünner Schicht ausgebreitet auf gut gelüfteten Böden getrocknet.

Als Malvenblätter können auch die Blätter der Malva neglecta Wallr. gesammelt werden, einer Pflanze, die an denselben Standorten vorkommt wie die
Malva silvestris, ihr auch äußerlich recht ähnlich ist, aber schon durch ihre viel
kleineren Blüten, die als Malvenblüten nicht verwendet werden, abweicht. Ihre
Blätter haben einen bis 20 cm langen Stiel; die fünf bis sieben Lappen des im
Umfange annähernd kreisrunden Blattes sind stumpf, und die Blattfläche besitzt
am Grunde einen tiefen, schmalen Einschnitt. Ihr Durchmesser beträgt bis 2 cm.

Auf den Malvenblättern findet sich häufig ein Pilz, der auffallende gelbe
Sporenhäufchen hervorbringt, der sogenannte Malvenrost. Es ist empfehlenswert,
stark vom Pilz befallene Blätter nicht zu sammeln, da dadurch die Droge unansehnlich wird.

**Beachtet beim Sammeln die in einem besonderen Merkblatt zusammengestellten
allgemeinen Regeln. Schont beim Sammeln die Felder und Äcker. Geht nicht
beim Sammeln in die Felder hinein, sammelt nur, was am Rande steht, reißt nicht
die ganzen Pflanzen aus, wenn ihr nur die Blüten oder Blätter zu sammeln braucht.
Beschädigt die Bäume nicht und reißt von ihnen keine Äste ab. Sammelt nur,
wo die Pflanzen zahlreich vorkommen, laßt vereinzelte stehen, rottet sie nicht aus.**

Verzeichnis der Arzneipflanzen-Merkblätter:

1. Allgemeine Sammelregeln. 2. Bärentraubenblätter. 3. Herbstzeitlosensamen. 4. Bitterkleeblätter.
5. Arnikablüten. 6. Huflattichblätter. 7. Kamillen. 8. Löwenzahn. 9. Wildes Stiefmütterchen.
10. Kalmuswurzel. 11. Schafgarbe. 12. Ehrenpreis. 13. Stechapfelblätter. 14. Tausendgüldenkraut. 15. Quendel. 16. Hauhechelwurzel. 17. Wollblumen. 18. Rainfarn. 19. Eisenhut(Akonit)
Knollen. 20. Malvenblüten und -blätter. 21. Wermutkraut. 22. Tollkirschenblätter. 23. Fingerhutblätter. 24. Bilsenkrautblatter. 25. Wacholderbeeren. 26. Bibernellwurzel. 27. Schachtelhalm.
28. Isländisches Moos. 29. Steinkleekraut. 30. Bärlappsporen. 31. Katzenpfötchenblüten.

Als 32. ist ein Merkblatt erschienen, welches das Sammeln von Blättern und Blüten, die zur Bereitung von Tee Verwendung finden, behandelt, z. B. Erdbeerblätter, Brombeerblätter, Walnußblätter, Birkenblätter, Lindenblüten, Holunderblüten, Schlehdornblüten, Blüten der weißen Taubnessel.

Preis jedes Merkblattes 10 ₰ (einschl. Porto u. Verpackung 15 ₰); von 20 Expl. eines Merkblattes an 6 ₰; von
100 Expl. eines Merkblattes an 4 ₰ — zuzugl. Porto. Außerdem ist eine **Buchausgabe** aller 32 Merkblatter
auf besserem Papier in festem Umschlag erschienen, deren Preis 1.80 ℳ betragt.

Verlag von Julius Springer in Berlin W. — Druck von Julius Klinkhardt in Leipzig.

Nr. 21.

Wermut.

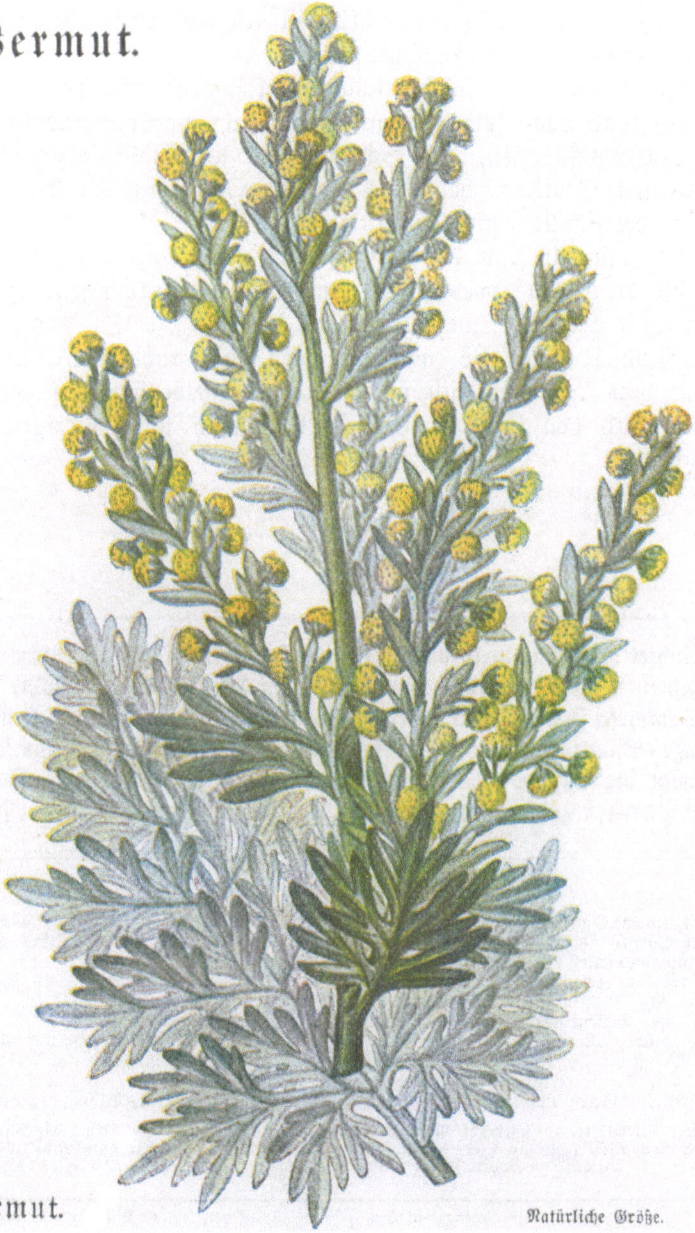

Wermut.

Natürliche Größe.

Wermut oder bitterer Beifuß, Artemisia absinthium L., ist eine aus=
dauernde Pflanze mit einer Grundrosette aus langgestielten Blättern, die
dreifach nach der Art der Federn geteilt und seidenartig weißgrau behaart
sind. Der Stengel ist aufrecht, gerade und 0,50—1,30 m hoch; der
Stengel ist an seinem unteren Teile einfach und wird holzig; der obere
Teil des Stengels ist stark verzweigt und krautig; er ist seidenartig
silbergrau behaart. Die Stengelblätter sind kurz gestielt oder ungestielt,
die unteren doppelt, die oberen einfach nach der Art einer Feder geteilt;
alle sind schön seidenartig silbergrau behaart. Die Blütenköpfchen sind
halbkugelig und nicht aufgerichtet, im Durchmesser sind sie 3—4 mm groß;
der Kelch, der die Blüte umhüllt, ist glockenförmig, grün, die darin
sitzenden kleinen Blüten sind hellgelb.

Wermut kommt in Süddeutschland stellenweise wild vor; er wird aber
in Deutschland schon seit Jahrhunderten auch angebaut und ist daher jetzt
häufig in Dorfstraßen, auf Schutt sowie an Waldrändern verwildert;
in einzelnen Gebieten, besonders an der Ostsee und in der Lüneburger
Heide, findet sich Wermut häufig vor.

Man sammelt von der Pflanze im Juli und August die Blätter
sowie die krautigen Zweigspitzen samt den Blütenköpfchen, die sorgfältig
an der Luft getrocknet werden müssen.

Verwechselt kann Wermut höchstens mit anderen Artemisia=Arten
werden, von denen er sich aber durch die seidenartige silbergraue Be=
haarung und den ihm eigenen, stark bitteren und würzigen Geschmack
unterscheidet.

**Beachtet beim Sammeln die in einem besonderen Merkblatt zusammengestellten
allgemeinen Regeln. Schont beim Sammeln die Felder und Äcker. Geht nicht
beim Sammeln in die Felder hinein, sammelt nur, was am Rande steht, reißt nicht
die ganzen Pflanzen aus, wenn ihr nur die Blüten oder Blätter zu sammeln braucht.
Beschädigt die Bäume nicht und reißt von ihnen keine Äste ab. Sammelt nur,
wo die Pflanzen zahlreich vorkommen, laßt vereinzelte stehen, rottet sie nicht aus.**

Verzeichnis der Arzneipflanzen=Merkblätter:

1. Allgemeine Sammelregeln. 2. Bärentraubenblätter. 3. Herbstzeitlosensamen. 4. Bitterkleeblätter.
5. Arnikablüten. 6. Huflattichblätter. 7. Kamillen. 8. Löwenzahn. 9. Wildes Stiefmütterchen.
10. Kalmuswurzel. 11. Schafgarbe. 12. Ehrenpreis. 13. Stechapfelblätter. 14. Tausendgülden=
kraut. 15. Quendel. 16. Hauhechelwurzel. 17. Wollblumen. 18. Rainfarn. 19. Eisenhut(Akonit)=
Knollen. 20. Malvenblüten und =blätter. 21. Wermutkraut. 22. Tollkirschenblätter. 23. Fingerhut=
blätter. 24. Bilsenkrautblätter. 25. Wacholderbeeren. 26. Bibernellwurzel. 27. Schachtelhalm.
28. Isländisches Moos. 29. Steinkleekraut. 30. Bärlappsporen. 31. Katzenpfötchenblüten.

Als 32. ist ein Merkblatt erschienen, welches das Sammeln von Blättern und Blüten, die zur Be=
reitung von Tee Verwendung finden, behandelt, z. B. Erdbeerblätter, Brombeerblätter, Walnuß=
blätter, Birkenblätter, Lindenblüten, Holunderblüten, Schlehdornblüten, Blüten der weißen Taubnessel.

Preis jedes Merkblattes 10 ₰ (einschl. Porto u. Verpackung 15 ₰); von 20 Expl. eines Merkblattes an 6 ₰; von
100 Expl. eines Merkblattes an 4 ₰ — zuzügl. Porto. Außerdem ist eine **Buchausgabe** aller 32 Merkblätter
auf besserem Papier in festem Umschlag erschienen, deren Preis 1.80 ℳ beträgt.

Verlag von Julius Springer in Berlin W. — Druck von Julius Klinkhardt in Leipzig.

Arzneipflanzen=Merkblätter des Kaiserlichen Gesundheitsamts

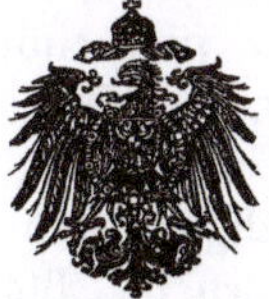

bearbeitet in Gemeinschaft mit   dem Arzneipflanzen=Ausschuß
der Deutschen Pharmazeutischen   Gesellschaft Berlin = Dahlem.

Sammelt Arzneikräuter!

Tollkirschenblätter. (Giftig!)

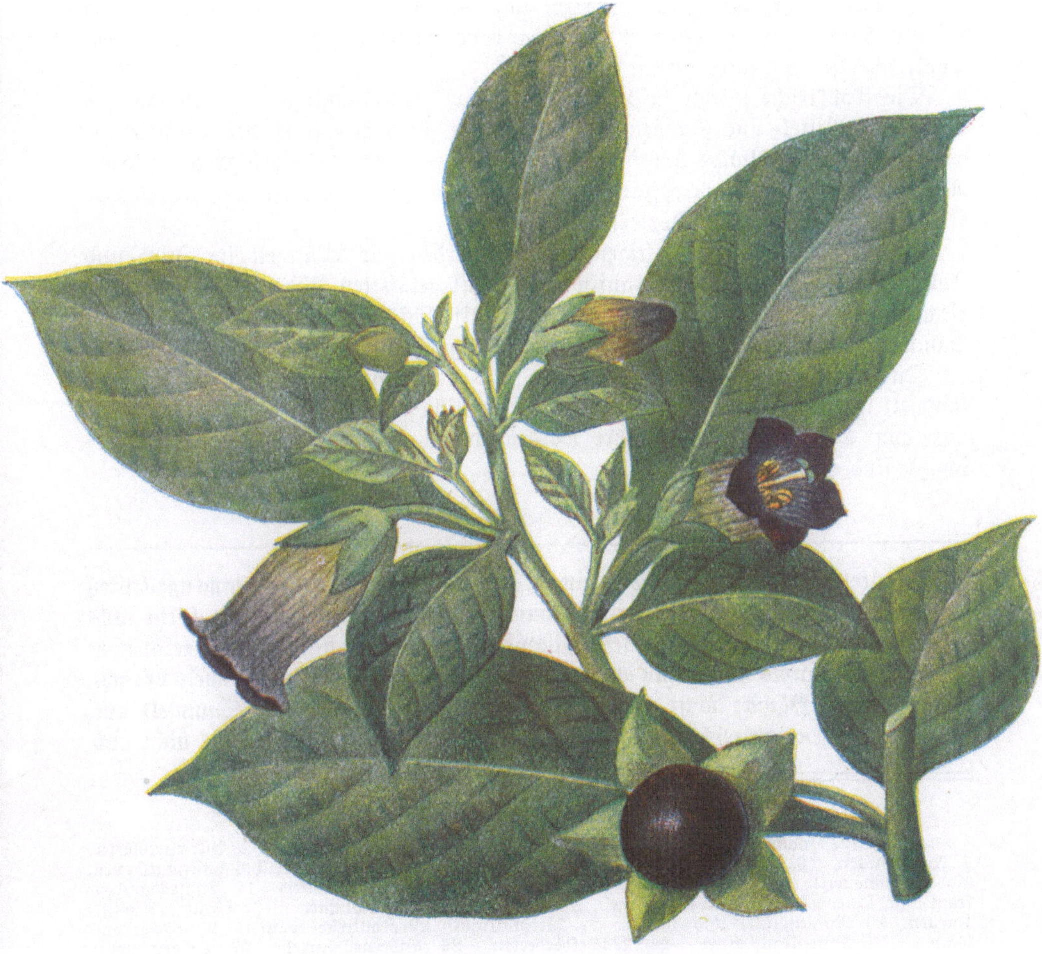

Tollkirsche. Natürliche Größe.

Die Tollkirsche, Atropa belladonna L., ist eine ausdauernde Staude mit kräftiger Pfahlwurzel, die eine Länge bis über 40 **cm** erreicht und senkrecht den Boden durchzieht. Von der Wurzel laufen ein bis mehrere Stengel aus;

diese sind 1—2 m hoch, am Grunde 1—2 cm dick, rund und grün; unten sind die Stengel einfach, nach oben zu mehrfach wie eine Gabel geteilt. Die Blätter haben 1—2 cm lange Stiele; sie sind eiförmig, 7—15 cm lang, 4—8 cm breit. Die Blätter sind zugespitzt, am Grunde sind sie in den Blattstiel verschmälert, ihr Rand ist ganz; auf der oberen Seite sind die Blätter dunkelgrün und kahl, auf der unteren Seite hellgrün und schwach mit feinen Haaren besetzt; am unteren Teil des Stengels stehen die Blätter nicht einander gegenüber, am oberen steht regelmäßig ein größeres Blatt neben einem kleineren. Die Blüten stehen in den Achseln der oberen Blätter stets einzeln; sie besitzen einen etwa 2 cm langen Blütenstiel, einen aus fünf Blättern bestehenden, grünen Kelch und eine 2,5—3 cm lange, glockenförmige Blumenkrone. Diese ist am Grunde weißgelb, nach oben zu von schmutzig rötlich-bräunlicher Farbe und purpurrot geadert; sie hat fünf Zipfel und ist nicht aufgerichtet. Die Frucht ist eine 1—1,5 cm große, glänzend schwarze, kugelige, weiche, mit violettblauem Saft erfüllte Beere; am Grunde ist sie von dem Kelch umgeben. Die Beere der Tollkirsche ist sehr stark giftig.

Die Tollkirsche wächst in Laubwäldern, auf Waldlichtungen, an Waldwegen überall in Mittel- und Süddeutschland zerstreut, ist aber nur in den Vorgebirgswäldern Süddeutschlands häufig, wo sie stellenweise fast allein den Boden bedeckt. Als Rest von früheren Anpflanzungen kommt sie jetzt auch hier und da in der Nähe von Städten und Dörfern verwildert vor.

Die Blätter der sehr giftigen Pflanze werden zur Blütezeit im Juni und Juli vorsichtig gesammelt und auf warmen, gut gelüfteten Böden getrocknet. Sie riechen widerlich und schwach betäubend. Um Unglücksfälle zu vermeiden, muß das Sammeln, Trocknen und Aufbewahren mit aller Sorgfalt und Vorsicht geschehen.

Da die Blätter von der blühenden und dann gut kenntlichen Pflanze gesammelt werden sollen, ist eine Verwechslung nicht möglich. Das Sammeln darf nur von Erwachsenen ausgeführt werden, deren Hände durch Handschuhe geschützt sind.

Beachtet beim Sammeln die in einem besonderen Merkblatt zusammengestellten allgemeinen Regeln. Schont beim Sammeln die Felder und Äcker. Geht nicht beim Sammeln in die Felder hinein, sammelt nur, was am Rande steht, reißt nicht die ganzen Pflanzen aus, wenn ihr nur die Blüten oder Blätter zu sammeln braucht. Beschädigt die Bäume nicht und reißt von ihnen keine Äste ab. Sammelt nur, wo die Pflanzen zahlreich vorkommen, laßt vereinzelte stehen, rottet sie nicht aus.

Verzeichnis der Arzneipflanzen-Merkblätter:

1. Allgemeine Sammelregeln. 2. Bärentraubenblätter. 3. Herbstzeitlosensamen. 4. Bitterkleeblätter. 5. Arnikablüten. 6. Huflattichblätter. 7. Kamillen. 8. Löwenzahn. 9. Wildes Stiefmutterchen. 10. Kalmuswurzel. 11. Schafgarbe. 12. Ehrenpreis. 13. Stechapfelblätter. 14. Tausendgüldenkraut. 15. Quendel. 16. Hauhechelwurzel. 17. Wollblumen. 18. Rainfarn. 19. Eisenhut(Akonit)-Knollen. 20. Malvenblüten und -blätter. 21. Wermutkraut. 22. Tollkirschenblätter. 23. Fingerhutblätter. 24. Bilsenkrautblätter. 25. Wacholderbeeren. 26. Bibernellwurzel. 27. Schachtelhalm. 28. Isländisches Moos. 29. Steinkleekraut. 30. Bärlappsporen. 31. Katzenpfötchenblüten.

Als 32. ist ein Merkblatt erschienen, welches das Sammeln von Blättern und Blüten, die zur Bereitung von Tee Verwendung finden, behandelt, z. B. Erdbeerblätter, Brombeerblätter, Walnußblätter, Birkenblätter, Lindenblüten, Holunderblüten, Schlehdornblüten, Blüten der weißen Taubnessel.

Preis jedes Merkblattes 10 ₰ (einschl. Porto u. Verpackung 15 ₰); von 20 Expl. eines Merkblattes an 6 ₰; von 100 Expl. eines Merkblattes an 4 ₰ — zuzügl. Porto. Außerdem ist eine **Buchausgabe** aller 32 Merkblätter auf besserem Papier in festem Umschlag erschienen, deren Preis 1.80 ℳ beträgt.

Verlag von Julius Springer in Berlin W. — Druck von Julius Klinkhardt in Leipzig.

Arzneipflanzen-Merkblätter des Kaiserlichen Gesundheitsamts

bearbeitet in Gemeinschaft mit dem Arzneipflanzen-Ausschuß der Deutschen Pharmazeutischen Gesellschaft Berlin-Dahlem.

Sammelt Arzneikräuter!

Fingerhutblätter. (Giftig!) Nr. 23.

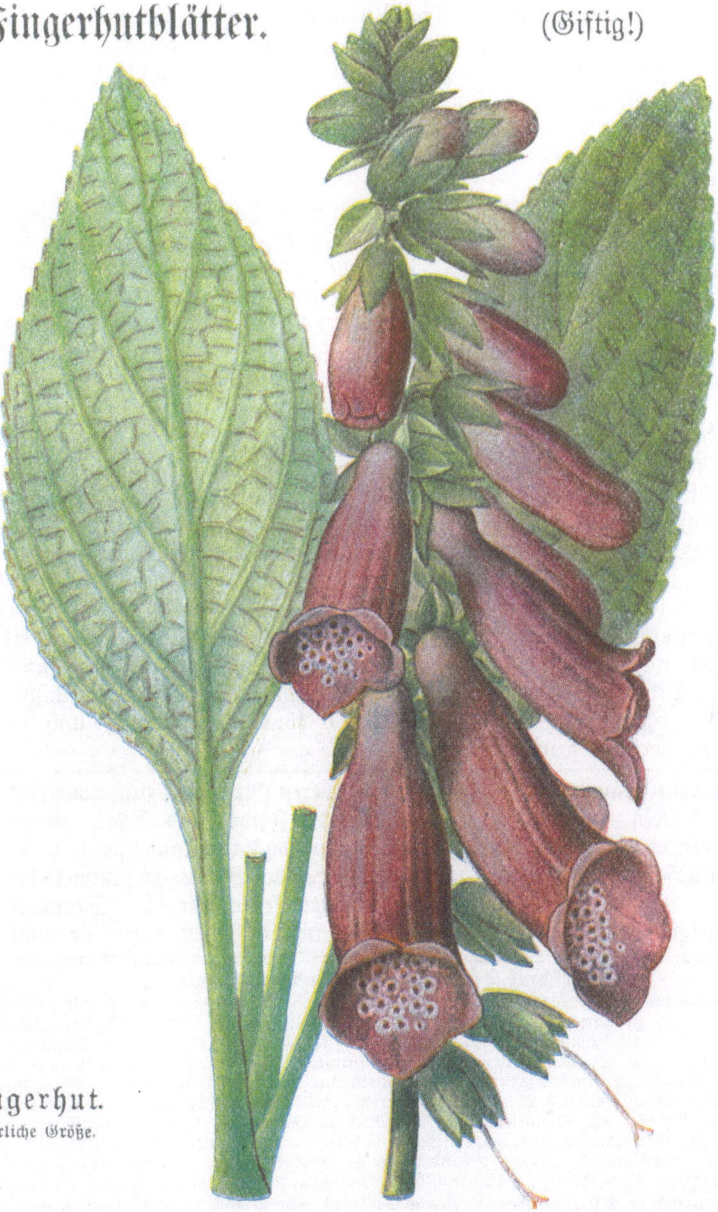

Fingerhut.

Natürliche Größe.

Der rote Fingerhut, Digitalis purpurea L., ist eine zweijährige Pflanze, die im ersten Jahr eine ansehnliche Blattrosette hervorbringt. Aus dieser

1—3 cm dicke, aufrechte Stengel. Dieser ist einfach und nur selten verzweigt. Die Blätter stehen an ihm nicht einander gegenüber; an der Spitze trägt er die Blütentraube. Die Blätter der Grundrosette werden bis 60 cm lang und 15 cm breit; sie sind länglich-eiförmig und stumpf; am Grunde gehen sie allmählich in den Blattstiel über, der oft die Hälfte des ganzen Blattes mißt; die Stengelblätter werden nach oben hin allmählich immer kleiner; die Blattfläche ist am Rande gekerbt, auf der oberen Seite dunkelgrün, matt und kurz weichhaarig, auf der unteren Seite hellgrün und dichter, fast filzig behaart; das dichte und enge Adernetz der Blätter ist auf der oberen Seite eingesenkt, auf der unteren Seite vorspringend. Der Blütenstand ist eine bis 1 m lange, vielblütige Traube, die von unten nach oben aufblüht. Die Blüten sind groß, hängend, von purpurroter Farbe; von ihrer fingerhutartigen Gestalt hat die Pflanze den Namen.

Der rote Fingerhut findet sich als eine Zierde und zugleich als lästiges Forstunkraut in Bergwäldern Süd- und Mitteldeutschlands, nur in Westfalen kommt er auch in der Ebene vor. Der Fingerhut liebt kieselhaltigen Boden und tritt stellenweise, so besonders auf Waldschlägen, so zahlreich auf, daß neben ihm kaum etwas anderes wächst.

Nach der Vorschrift des Deutschen Arzneibuchs sollen die Blätter dieser sehr giftigen Pflanze von wildwachsenden, blühenden Exemplaren gesammelt werden, was im Juli, August und September geschieht. Gewöhnlich findet man aber als Droge auch die Rosettenblätter verwendet, die leichter zu sammeln sind und eine schönere, gleichmäßigere Droge ergeben. Die Rosettenblätter sind am besten erst im September und Oktober zu sammeln, wo sie ihre volle Größe erlangt haben. Die Blätter sind sorgfältig rasch an der Luft zu trocknen und vor Licht geschützt in gut schließenden Gefäßen aufzubewahren.

Wenn die Fingerhutblätter von der blühenden Pflanze abgestreift werden, so ist ein Irrtum oder eine Verwechslung vollkommen ausgeschlossen, da die Pflanze leicht erkennbar ist. Werden jedoch die Rosettenblätter gesammelt, so muß man sich vor einer Verwechslung besonders mit den Blättern des Wollkrauts (Verbascum-Arten) hüten, die, ebenfalls in Rosettenform, oft an denselben Orten mit dem Fingerhut zusammen vorkommen. Deshalb sollte die Vorschrift des Arzneibuchs, nur von der blühenden Pflanze zu sammeln, beachtet werden.

Das Hantieren mit den Fingerhutblättern soll der großen Giftigkeit der Pflanze wegen nur von Erwachsenen vorgenommen werden und zwar nur dann, wenn deren Hände keine Wunden aufweisen und durch Handschuhe geschützt sind.

Auch die reifen Samen des Fingerhuts können gesammelt und an die Sammelstellen verkauft werden.

Beachtet beim Sammeln die in einem besonderen Merkblatt zusammengestellten allgemeinen Regeln. Schont beim Sammeln die Felder und Äcker. Geht nicht beim Sammeln in die Felder hinein, sammelt nur, was am Rande steht, reißt nicht die ganzen Pflanzen aus, wenn ihr nur die Blüten oder Blätter zu sammeln braucht. Beschädigt die Bäume nicht und reißt von ihnen keine Äste ab. Sammelt nur, wo die Pflanzen zahlreich vorkommen, laßt vereinzelte stehen, rottet sie nicht aus.

Verzeichnis der Arzneipflanzen-Merkblätter:

1. Allgemeine Sammelregeln. 2. Bärentraubenblätter. 3. Herbstzeitlosensamen. 4. Bitterkleeblätter. 5. Arnikablüten. 6. Huflattichblätter. 7. Kamillen. 8. Löwenzahn. 9. Wildes Stiefmütterchen. 10. Kalmuswurzel. 11. Schafgarbe. 12. Ehrenpreis. 13. Stechapfelblätter. 14. Tausendguldenkraut. 15. Quendel. 16. Hauhechelwurzel. 17. Wollblumen. 18. Rainfarn. 19. Eisenhut(Akonit)Knollen. 20. Malvenbluten und -blätter. 21. Wermutkraut. 22. Tollkirschenblätter. 23. Fingerhutblätter. 24. Bilsenkrautblätter. 25. Wacholderbeeren. 26. Bibernellwurzel. 27. Schachtelhalm. 28. Isländisches Moos. 29. Steinkleekraut. 30. Bärlappsporen. 31. Katzenpfötchenblüten.

Als 32. ist ein Merkblatt erschienen, welches das Sammeln von Blättern und Blüten, die zur Bereitung von Tee Verwendung finden, behandelt, z. B. Erdbeerblätter, Brombeerblätter, Walnußblätter, Birkenblätter, Lindenblüten, Holunderblüten, Schlehdornblüten, Blüten der weißen Taubnessel. Preis jedes Merkblattes 10 ₰ (einschl. Porto u. Verpackung 15 ₰); von 20 Expl. eines Merkblattes an 6 ₰: von 100 Expl. eines Merkblattes an 4 ₰ — zuzügl. Porto. Außerdem ist eine **Buchausgabe** aller 32 Merkblatter auf besserem Papier in festem Umschlag erschienen, deren Preis 1.80 ℳ beträgt.

Verlag von Julius Springer in Berlin W. — Druck von Julius Klinkhardt in Leipzig.

Nr. 24.

Bilsenkrautblätter. (Giftig!)

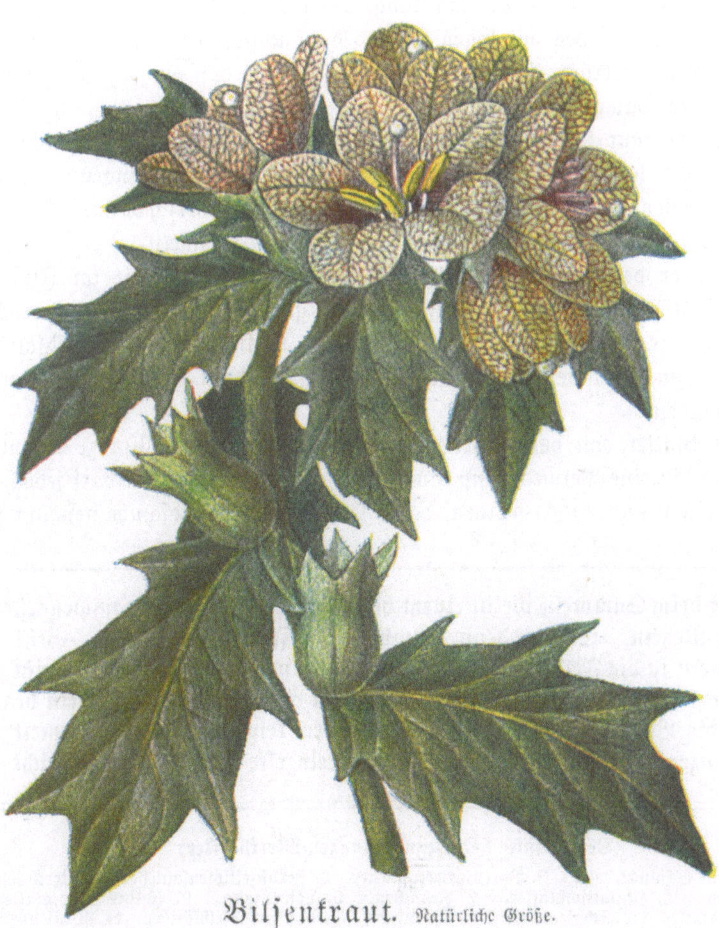

Bilsenkraut. Natürliche Größe.

Das Bilsenkraut, Hyoscyamus niger L., ist entweder einjährig oder zwei=
jährig; die zweijährige Art bildet im ersten Jahr nur eine große Rosette von
dicht gedrängten Blättern, aus deren Mitte dann im zweiten Jahre der Stengel
hervorbricht. Der aus einer dicken Pfahlwurzel entspringende Stengel ist auf=
recht, weich und grün, ½—1 m hoch; er ist mit Drüsenhaaren besetzt und fühlt
sich schmierig an; er ist unverzweigt oder oben in 2—3 Äste geteilt. Die Blätter

der Grundrosette sind 15—20 oder sogar bis 30 cm lang, 8—15 cm breit, und mit 4—6 cm langen Stielen versehen. Die Stengelblätter nehmen, je näher sie der Spitze des Stengels stehen, an Größe allmählich stark ab; sie sind nicht gestielt, umfassen breit den Stengel und sind eiförmig, zugespitzt und dickkrautig. Die Blätter tragen auf beiden Seiten 2—4 große zahnförmige Spitzen; sie sind mehr oder weniger stark mit klebrigen Drüsenhaaren besetzt. Die am Ende des Stengels stehenden Blüten haben einen nur 1 mm langen Blütenstiel; der Kelch ist 1—1,5 cm lang, grün, zeigt die Form eines Kruges und hat fünf zahnförmige Spitzen; die Blumenkrone ist 2—2,5 cm lang, meist trübgelb mit purpurrotem oder violettem Schlunde und einem dichten purpurroten oder violetten Adernetz; seltener ist sie mehr oder weniger rein gelb; sie trägt fünf stumpfe Lappen. Die Frucht ist 1—1,5 cm lang, 1—1,2 cm dick, eiförmig; sie wird von dem unteren Teil des bauchigen Kelches dicht umschlossen und ist von einem knorpeligen Deckel gekrönt, der bei der Reife abfällt, so daß die zahllosen, kleinen, bräunlichgrünen Samen freiliegen.

Das Bilsenkraut ist in Deutschland auf Schuttplätzen, in Dorfstraßen, an Zäunen überall heimisch und tritt stellenweise in großen Mengen auf, kann aber an denselben Orten im nächsten Jahre vollständig verschwunden sein. Es ist deshalb nicht leicht, größere Mengen der Droge zu sammeln.

Die Blätter der sehr giftigen Pflanze werden zur Blütezeit im Juli und August vorsichtig gesammelt und auf warmen, gut gelüfteten Böden getrocknet. Sie riechen sehr unangenehm, betäubend und müssen, um Unglücksfälle zu vermeiden, beim Sammeln, Trocknen und Aufbewahren mit großer Vorsicht behandelt werden.

Da die Blätter von der blühenden, dann gut kenntlichen Pflanze gesammelt werden sollen, ist eine Verwechslung kaum möglich. Das Sammeln darf jedoch nur von Erwachsenen ausgeführt werden, deren Hände durch Handschuhe geschützt sind.

Beachtet beim Sammeln die in einem besonderen Merkblatt zusammengestellten allgemeinen Regeln. Schont beim Sammeln die Felder und Äcker. Geht nicht beim Sammeln in die Felder hinein, sammelt nur, was am Rande steht, reißt nicht die ganzen Pflanzen aus, wenn ihr nur die Blüten oder Blätter zu sammeln braucht. Beschädigt die Bäume nicht und reißt von ihnen keine Äste ab. Sammelt nur, wo die Pflanzen zahlreich vorkommen, laßt vereinzelte stehen, rottet sie nicht aus.

Verzeichnis der Arzneipflanzen-Merkblätter:

1. Allgemeine Sammelregeln. 2. Bärentraubenblätter. 3. Herbstzeitlosensamen. 4. Bitterkleeblätter. 5. Arnikablüten. 6. Huflattichblätter. 7. Kamillen. 8. Löwenzahn. 9. Wildes Stiefmütterchen. 10. Kalmuswurzel. 11. Schafgarbe. 12. Ehrenpreis. 13. Stechapfelblätter. 14. Tausendguldenkraut. 15. Quendel. 16. Hauhechelwurzel. 17. Wollblumen. 18. Rainfarn. 19. Eisenhut(Akonit)-Knollen. 20. Malvenblüten und -blätter. 21. Wermutkraut. 22. Tollkirschenblätter. 23. Fingerhutblätter. 24. Bilsenkrautblätter. 25. Wacholderbeeren. 26. Bibernellwurzel. 27. Schachtelhalm. 28. Isländisches Moos. 29. Steinkleekraut. 30. Bärlappsporen. 31. Katzenpfötchenblüten.

Als 32. ist ein Merkblatt erschienen, welches das Sammeln von Blättern und Blüten, die zur Bereitung von Tee Verwendung finden, behandelt, z. B. Erdbeerblätter, Brombeerblätter, Walnußblätter, Birkenblätter, Lindenblüten, Holunderblüten, Schlehdornblüten, Blüten der weißen Taubnessel.

Preis jedes Merkblattes 10 ₰ (einschl. Porto u. Verpackung 15 ₰); von 20 Expl. eines Merkblattes an 6 ₰; von 100 Expl. eines Merkblattes an 4 ₰ — zuzugl. Porto. Außerdem ist eine **Buchausgabe** aller 32 Merkblätter auf besserem Papier in festem Umschlag erschienen, deren Preis 1.80 ℳ beträgt.

Verlag von Julius Springer in Berlin W. — Druck von Julius Klinkhardt in Leipzig.

Arzneipflanzen-Merkblätter des Kaiserlichen Gesundheitsamts

bearbeitet in Gemeinschaft mit dem Arzneipflanzen-Ausschuß der Deutschen Pharmazeutischen Gesellschaft Berlin-Dahlem.

Sammelt Arzneikräuter!

Nr. 25.

Wacholderbeeren.

Wacholder.
Natürliche Größe.

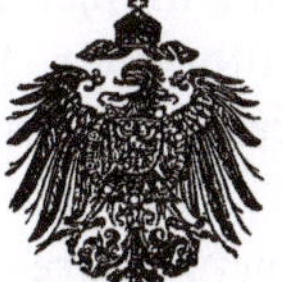

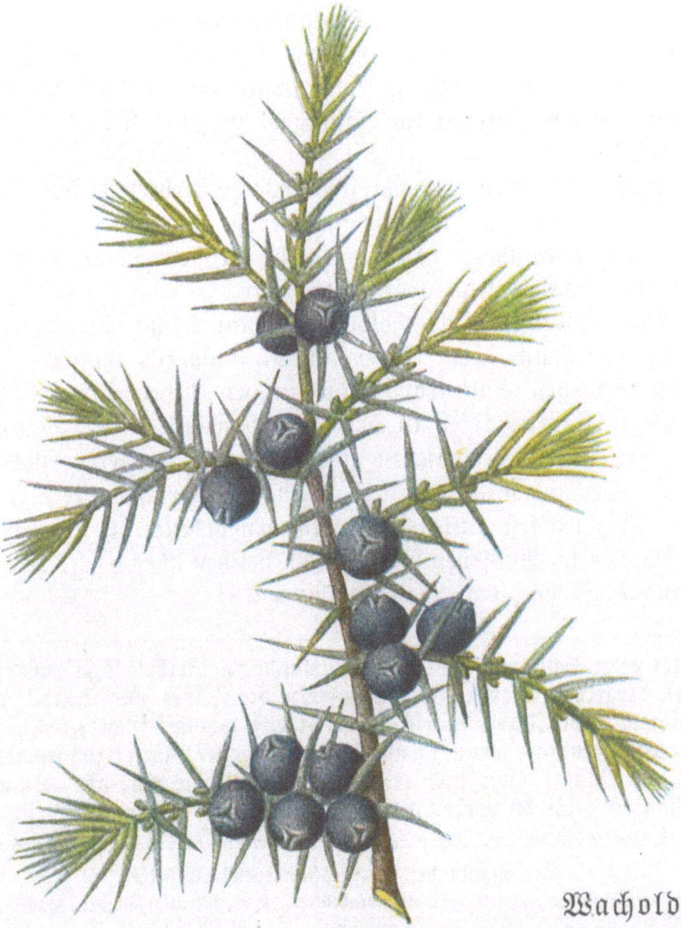

Der Wacholder (Wachholder), Kranewit, Machandel, Kaddik, Knirk, Knick, Juniperus communis L., ist gewöhnlich ein 1—3 m hoher, aufrechtstehender Strauch, seltener ein Baum, der bis 10 m hoch werden kann, mit roter bis dunkelbrauner, faseriger Rinde. Die nadelförmigen Blätter stehen an den Zweigen stets zu dreien in Quirlen; gewöhnlich sind sie 10—15 mm lang und 1—2 mm breit. Die Nadeln, die im Winter nicht abfallen, sind scharf und lang zugespitzt, graugrün und stehen weit von den Zweigen ab. Die gelben unscheinbaren Blüten erscheinen stets in den Achseln der Blätter und zwar so, daß der eine Strauch nur männliche Blüten trägt, während der andere weibliche Blüten hervorbringt; aus letzteren entstehen dann die Früchte. Die Frucht ist ein beerenartiges Gebilde, das zwei Jahre bis zu seiner Reife braucht; im ersten Jahre ist sie grün, klein, unscheinbar, erst im zweiten Jahre schwillt sie stark an, wird kugelig und erreicht 5—9 mm im Durchmesser; sie besitzt dann eine schwarze, meist deutlich blau bereifte Oberfläche und ein braunes weiches Fleisch, welches stark und eigenartig würzig riecht und schmeckt.

Der Wacholder ist durch ganz Deutschland verbreitet und als schlanker, eigenartiger, immergrüner Strauch wohl allgemein bekannt. Er tritt besonders häufig als Unterholz in Kiefernwäldern auf, auch an Abhängen, auf offenen Heiden, seltener auf sonnigen Hügeln; stellenweise bildet er dichte Bestände.

Die reifen, schwarzen, blaubereiften Wacholderbeeren, die als Fructus Juniperi im Handel sind, werden im Herbst gesammelt. Sie sitzen an den weiblichen Sträuchern häufig in sehr großen Mengen, so daß die Ausbeute eine überraschend große sein kann.

Eine Verwechslung der Wacholderbeere kann höchstens mit den giftigen Beeren des Sadebaums oder Sevenbaums, Juniperus sabina L., erfolgen, der in den Gebirgen Südeuropas und in den Alpen einheimisch ist und gelegentlich in Bauerngärten in Deutschland wächst. Der Sadebaum hat jedoch ein ganz anderes Aussehen als der Wacholder, seine Zweige liegen am Boden nieder und sind nur an den Enden aufgerichtet; sie sind mit winzigen, den Zweigen fest anliegenden Blättern bedeckt; die Beeren sind den Wacholderbeeren im Aussehen sehr ähnlich, besitzen aber n i c h t den würzigen Geruch und Geschmack der Wacholderbeeren.

Beachtet beim Sammeln die in einem besonderen Merkblatt zusammengestellten allgemeinen Regeln. Schont beim Sammeln die Felder und Äcker. Geht nicht beim Sammeln in die Felder hinein, sammelt nur, was am Rande steht, reißt nicht die ganzen Pflanzen aus, wenn ihr nur die Blüten oder Blätter zu sammeln braucht. Beschädigt die Bäume nicht und reißt von ihnen keine Äste ab. Sammelt nur, wo die Pflanzen zahlreich vorkommen, laßt vereinzelte stehen, rottet sie nicht aus.

Verzeichnis der Arzneipflanzen-Merkblätter:

1. Allgemeine Sammelregeln. 2. Bärentraubenblätter. 3. Herbstzeitlosensamen. 4. Bitterkleeblätter. 5. Arnikablüten. 6. Huflattichblätter. 7. Kamillen. 8. Löwenzahn. 9. Wildes Stiefmütterchen. 10. Kalmuswurzel. 11. Schafgarbe. 12. Ehrenpreis. 13. Stechapfelblätter. 14. Tausendgüldenkraut. 15. Quendel. 16. Hauhechelwurzel. 17. Wollblumen. 18. Rainfarn. 19. Eisenhut(Akonit)-Knollen. 20. Malvenblüten und -blätter. 21. Wermutkraut. 22. Tollkirschenblätter. 23. Fingerhutblätter. 24. Bilsenkrautblätter. 25. Wacholderbeeren. 26. Bibernellwurzel. 27. Schachtelhalm. 28. Isländisches Moos. 29. Steinkleekraut. 30. Bärlappsporen. 31. Katzenpfötchenblüten.

Als 32. ist ein Merkblatt erschienen, welches das Sammeln von Blättern und Blüten, die zur Bereitung von Tee Verwendung finden, behandelt, z. B. Erdbeerblätter, Brombeerblätter, Walnußblätter, Birkenblätter, Lindenblüten, Holunderblüten, Schlehdornblüten, Blüten der weißen Taubnessel. Preis jedes Merkblattes 10 ₰ (einschl. Porto u. Verpackung 15 ₰); von 20 Expl. eines Merkblattes an 6 ₰; von 100 Expl. eines Merkblattes an 4 ₰ — zuzügl. Porto. Außerdem ist eine **Buchausgabe** aller 32 Merkblätter auf besserem Papier in festem Umschlag erschienen, deren Preis 1.80 ℳ beträgt.

Verlag von Julius Springer in Berlin W. — Druck von Julius Klinkhardt in Leipzig.

Bibernellwurzel. Nr. 26.

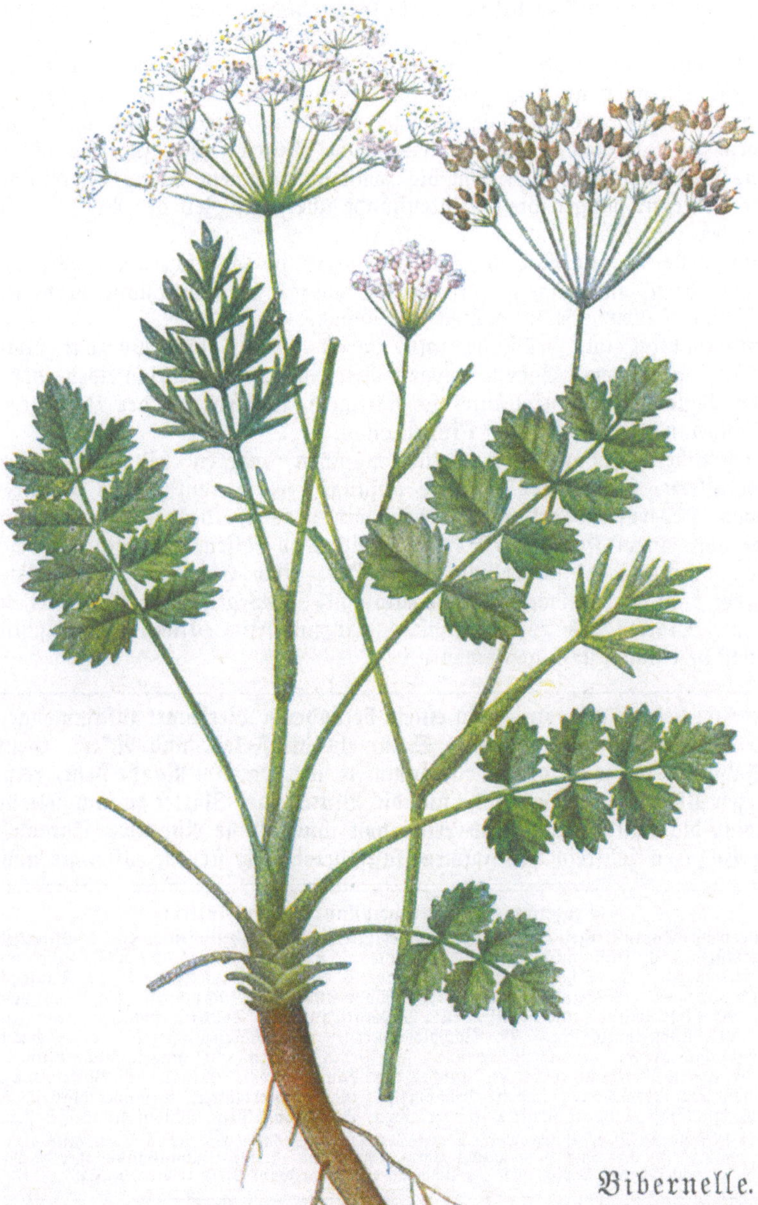

Bibernelle.

Natürliche Größe.

Als Bibernelle, Pimpinelle, Steinpeterlein, Bockspetersilie, Pimpinella saxifraga L. und Pimpinella magna L. bezeichnet man zwei Pflanzenarten, die sehr nahe miteinander verwandt sind und sich nur schwer voneinander unterscheiden lassen. Sie sollen deshalb hier als zusammengehörig beschrieben werden.

Die sehr kräftige, ausdauernde Pfahlwurzel geht bis 30 cm tief senkrecht in die Erde, am oberen Ende ist sie oft 3 cm dick und läuft hier in einen kurzen, verästelten Wurzelkopf aus; die Wurzel ist kaum verzweigt, außen bräunlich oder braun bis schwärzlich, innen weiß; sie ist schwammig und enthält einen Balsam, der scharf gewürzig riecht und schmeckt und an der Luft braun wird. Der Stengel erreicht gewöhnlich eine Höhe von 30—80 cm und ist reich verästelt, wobei jeder Ast in einen Blütenstand ausläuft; am Grund trägt er eine Rosette von Grundblättern. Die oberen Blätter sind federförmig geteilt (gefiedert) und meist deutlich behaart; die Grundblätter sind 20—25 cm lang und bestehen aus 5, 7 oder 9 Blättchen; diese sind 3 cm lang, 2 cm breit, eiförmig und spitz; am Grunde sind sie breit und keilförmig oder abgerundet. Die Blättchen sitzen ohne Stielchen an dem gemeinsamen Blattstiel oder sind nur kurz gestielt, am Rande sind sie gesägt; die Stengelblätter sind kleiner und haben weniger Blättchen. Die kleinen weißen, seltener rosa Blüten stehen zu sechs bis acht in Dolden, von denen wieder je zehn bis zwanzig an einem Stengel vereinigt sind; vor der Blütezeit hängen diese Blütenstände über, zur Zeit der Vollblüte sind sie aufgerichtet.

Bibernelle ist auf Wiesen, Wiesenmooren, in Gebüschen, an Wegerändern, in Laubwäldern, auf Hügeln, auf Triften überall in Deutschland verbreitet und meist häufig, stellenweise in dichten Beständen.

Hauptsächlich im Frühjahr und Herbst werden die Wurzeln samt dem Wurzelstock aus dem Boden ausgestochen und nach Abschneiden der oberirdischen Teile der Pflanzen und sorgfältigem Waschen an der Luft getrocknet. Der Handelsname ist Radix Pimpinellae.

Die Bibernelle gleicht äußerlich manchen anderen bei uns verbreiteten Doldenblütlern, so daß die Pflanze anfangs, selbst nach obiger Beschreibung, nicht von Jedermann erkannt werden wird; es ist deshalb ratsam, sich die Pflanze von einem Kenner erst einmal zeigen zu lassen. Wichtig ist, besonders auf den eigenartigen scharf würzigen Duft und Geschmack der Pflanze zu achten, der ähnlichen Gewächsen nicht zukommt. — Wegen ihrer Ähnlichkeit werden häufig die Blätter des Wiesenknopfes (Sanguisorba officinalis) fälschlich als Bibernell bezeichnet und gesammelt.

Beachtet beim Sammeln die in einem besonderen Merkblatt zusammengestellten allgemeinen Regeln. Schont beim Sammeln die Felder und Äcker. Geht nicht beim Sammeln in die Felder hinein, sammelt nur, was am Rande steht, reißt nicht die ganzen Pflanzen aus, wenn ihr nur die Blüten oder Blätter zu sammeln braucht. Beschädigt die Bäume nicht und reißt von ihnen keine Äste ab. Sammelt nur, wo die Pflanzen zahlreich vorkommen, laßt vereinzelte stehen, rottet sie nicht aus.

Verzeichnis der Arzneipflanzen-Merkblätter:

1. Allgemeine Sammelregeln. 2. Bärentraubenblätter. 3. Herbstzeitlosensamen. 4. Bitterkleeblätter. 5. Arnikablüten. 6. Huflattichblätter. 7. Kamillen. 8. Löwenzahn. 9. Wildes Stiefmütterchen. 10. Kalmuswurzel. 11. Schafgarbe. 12. Ehrenpreis. 13. Stechapfelblätter. 14. Tausendgüldenkraut. 15. Quendel. 16. Hauhechelwurzel. 17. Wollblumen. 18. Rainfarn. 19. Eisenhut(Akonit)-Knollen. 20. Malvenblüten und -blätter. 21. Wermutkraut. 22. Tollkirschenblätter. 23. Fingerhutblätter. 24. Bilsenkrautblätter. 25. Wacholderbeeren. 26. Bibernellwurzel. 27. Schachtelhalm. 28. Isländisches Moos. 29. Steinkleekraut. 30. Bärlappsporen. 31. Katzenpfötchenblüten.

Als 32. ist ein Merkblatt erschienen, welches das Sammeln von Blättern und Blüten, die zur Bereitung von Tee Verwendung finden, behandelt, z. B. Erdbeerblätter, Brombeerblätter, Walnußblätter, Birkenblätter, Lindenblüten, Holunderblüten, Schlehdornblüten, Blüten der weißen Taubnessel.

Preis jedes Merkblattes 10 ₰ (einschl. Porto u. Verpackung 15 ₰); von 20 Expl. eines Merkblattes an 6 ₰; von 100 Expl. eines Merkblattes an 4 ₰ — zuzügl. Porto. Außerdem ist eine **Buchausgabe** aller 32 Merkblätter auf besserem Papier in festem Umschlag erschienen, deren Preis 1.80 ℳ beträgt.

Verlag von Julius Springer in Berlin W. — Druck von Julius Klinkhardt in Leipzig.

Nr. 27.

Schachtelhalm.

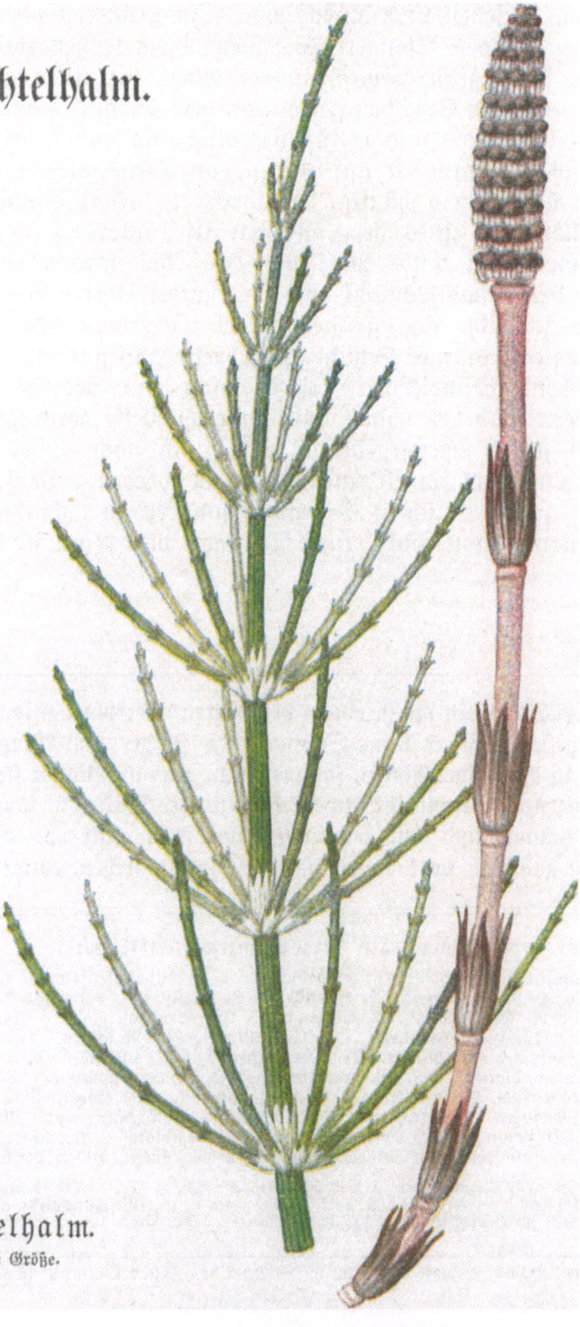

Schachtelhalm.
Natürliche Größe.

Ackerschachtelhalm, Kannenkraut, Zinnkraut, Tannenkraut, Katzen=
wedel, Equisetum arvense L., ist eine mehrjährige, nicht holzig werdende
Pflanze mit weithin im Boden kriechendem Wurzelstock. Von diesem
entspringen im April und Mai 4—30 cm hohe, rötlich=hellbraune Triebe,
die an ihrer Spitze einen Ährenkopf tragen, der gelbbraun ist und ein gelbes
Sporenpulver bildet. Im Mai und Juni erscheinen dann aus dem Wurzel=
stock die unfruchtbaren, 30—90 cm hohen Triebe, die aufrecht stehen oder
seltener auf dem Boden liegen; sie sind rauh, grün oder grünlich=weiß. Die
Triebe sind am Grunde etwa 4—5 mm dick, rund, aber mit zwölf bis
achtzehn Rippen versehen und innen hohl. In größeren oder geringeren
Abständen stehen an den Stengeln Scheiden; diese tragen zwölf bis acht=
zehn dreieckige, schwärzliche zahnförmige Spitzen, die einen weißen Rand
haben. Am Grunde der Scheiden gehen von dem Stengel zahlreiche Zweige
ab, die in Quirlen stehen und meist vierkantig und unverzweigt sind.

Der Ackerschachtelhalm ist auf Äckern, an Wegerändern, auf Wiesen
in Deutschland überall sehr häufig, besonders auf lehmig=sandigem Boden,
und bildet stellenweise eines der lästigsten Unkräuter.

Man sammelt von Ende Mai bis Juli die ganzen unfruchtbaren
grünen Triebe des Schachtelhalms, die im Handel Herba Equiseti minoris
heißen. Man schneidet die grünen Triebe oberhalb des Wurzelstocks
ab und trocknet sie in dünner Schicht ausgebreitet auf gut gelüfteten Böden.

Die vorstehend beschriebene Art ist nicht nur der in Deutschland
häufigste, sondern auch der vom Handel vorzugsweise verlangte Schachtel=
halm. Es sei jedoch hervorgehoben, daß auch noch andere Arten der
Gattung Equisetum gesammelt und verwendet werden. Doch dienen diese
allermeist nicht zu arzneilichem Gebrauch, sondern zu technischen Zwecken,
z. B. zum Polieren von Holz, zum Reinigen von Zinn u. dergl.

Beachtet beim Sammeln die in einem besonderen Merkblatt zusammengestellten
allgemeinen Regeln. Schont beim Sammeln die Felder und Äcker. Geht nicht
beim Sammeln in die Felder hinein, sammelt nur, was am Rande steht, reißt nicht
die ganzen Pflanzen aus, wenn ihr nur die Blüten oder Blätter zu sammeln braucht.
Beschädigt die Bäume nicht und reißt von ihnen keine Äste ab. Sammelt nur,
wo die Pflanzen zahlreich vorkommen, laßt vereinzelte stehen, rottet sie nicht aus.

Verzeichnis der Arzneipflanzen=Merkblätter:

1. Allgemeine Sammelregeln. 2. Bärentraubenblätter. 3. Herbstzeitlosensamen. 4. Bitterkleeblätter.
5. Arnikablüten. 6. Huflattichblätter. 7. Kamillen. 8. Löwenzahn. 9. Wildes Stiefmütterchen.
10. Kalmuswurzel. 11. Schafgarbe. 12. Ehrenpreis. 13. Stechapfelblätter. 14. Tausendgülden=
kraut. 15. Quendel. 16. Hauhechelwurzel. 17. Wollblumen. 18. Rainfarn. 19. Eisenhut(Akonit)=
knollen. 20. Malvenblüten und =blätter. 21. Wermutkraut. 22. Tollkirschenblätter. 23. Fingerhut=
blätter. 24. Bilsenkrautblätter. 25. Wacholderbeeren. 26. Bibernellwurzel. 27. Schachtelhalm.
28. Isländisches Moos. 29. Steinkleekraut. 30. Bärlappsporen. 31. Katzenpfötchenblüten.

Als 32. ist ein Merkblatt erschienen, welches das Sammeln von Blättern und Blüten, die zur Be=
reitung von Tee Verwendung finden, behandelt, z. B. Erdbeerblätter, Brombeerblätter, Walnuß=
blätter, Birkenblätter, Lindenblüten, Holunderblüten, Schlehdornblüten, Blüten der weißen Taubnessel.

Preis jedes Merkblattes 10 ₰ (einschl. Porto u. Verpackung 15 ₰); von 20 Expl. eines Merkblattes an 6 ₰; von
100 Expl. eines Merkblattes an 4 ₰ — zuzügl. Porto. Außerdem ist eine **Buchausgabe** aller 32 Merkblätter
auf besserem Papier in festem Umschlag erschienen, deren Preis 1.80 ℳ beträgt.

Verlag von Julius Springer in Berlin W. — Druck von Julius Klinkhardt in Leipzig.

Nr. 28.

Isländisches Moos.

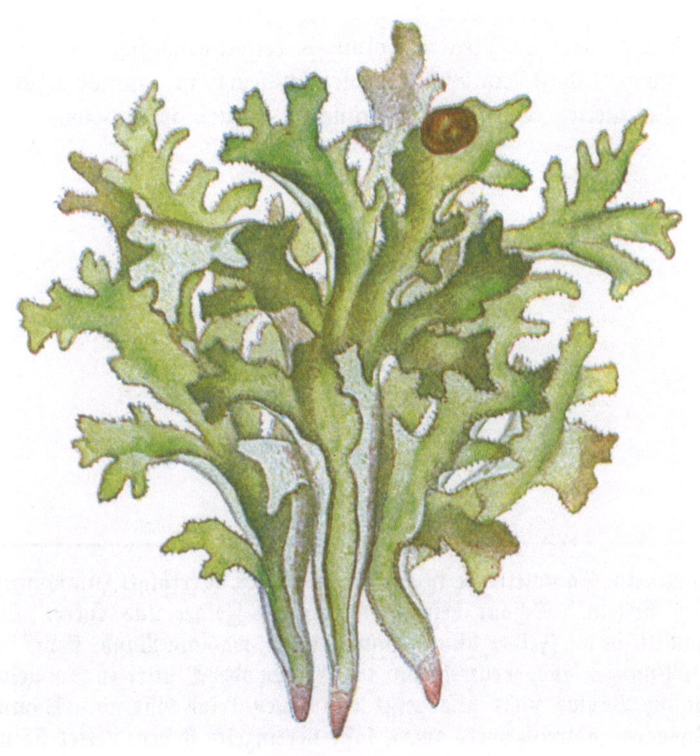

Isländisches Moos. Natürliche Größe.

Isländisches Moos, Cetraria islandica (L.) Ach., ist nicht, wie der deutsche Name sagt, ein Moos, sondern eine Flechte, die in trockenem Zustand knorpelig und brüchig ist und aus einem auf beiden Seiten glatten Körper besteht, der die Größe einer Hand erreichen kann und sich wiederholt in gabelförmig verzweigte und rinnenförmig gebogene Lappen teilt. Diese sind kraus, am Rande mit kurzen, steifen, schwarzen Fransen besetzt. Die obere Seite dieses Körpers ist grünlich-braun, zuweilen mit rötlichen Punkten besetzt, die untere weißlich-hellbräunlich oder graugrün und mit

weißen, unregelmäßig zerstreuten Flecken versehen. Die hier und da
am Ende der Lappen vorkommenden Fruchtkörper haben die Form einer
flachen Schüssel und sind von brauner Farbe. Nach Regen oder nach
erfolgtem Anfeuchten ist der Körper weich und lederartig. Er riecht
schwach, pilzartig oder dumpfig und schmeckt bitter.

Isländisches Moos ist in Deutschland hauptsächlich in den Gebirgen
einheimisch und kommt dort stellenweise in großen Mengen, besonders auf
feuchtem Boden, vor, es findet sich aber auch in den norddeutschen Kiefern=
wäldern.

Von dieser Flechte ist die ganze Pflanze zu sammeln. Das Isländische
Moos soll nur an trockenen Tagen gesammelt werden; es ist dann nur
darauf zu achten, daß von ihm die am Grunde anhaftende Erde entfernt
wird, worauf die Droge nach kurzem Nachtrocknen versandfertig ist. Bei
feuchtem Wetter oder bei Regen nimmt sie reichlich Wasser auf und trocknet
dann so schwer, daß es nicht empfehlenswert ist, nasses Isländisches
Moos zu sammeln. Der Handelsname ist Lichen islandicus.

Beachtet beim Sammeln die in einem besonderen Merkblatt zusammengestellten
allgemeinen Regeln. Schont beim Sammeln die Felder und Äcker. Geht nicht
beim Sammeln in die Felder hinein, sammelt nur, was am Rande steht, reißt nicht
die ganzen Pflanzen aus, wenn ihr nur die Blüten oder Blätter zu sammeln braucht.
Beschädigt die Bäume nicht und reißt von ihnen keine Äste ab. Sammelt nur,
wo die Pflanzen zahlreich vorkommen, laßt vereinzelte stehen, rottet sie nicht aus.

Verzeichnis der Arzneipflanzen=Merkblätter:

1. Allgemeine Sammelregeln. 2. Bärentraubenblätter. 3. Herbstzeitlosensamen. 4. Bitterkleeblätter.
5. Arnikablüten. 6. Huflattichblätter. 7. Kamillen. 8. Löwenzahn. 9. Wildes Stiefmütterchen.
10. Kalmuswurzel. 11. Schafgarbe. 12. Ehrenpreis. 13. Stechapfelblätter. 14. Tausendgülden=
kraut. 15. Quendel. 16. Hauhechelwurzel. 17. Wollblumen. 18. Rainfarn. 19. Eisenhut(Akonit)=
Knollen. 20. Malvenblüten und =blätter. 21. Wermutkraut. 22. Tollkirschenblätter. 23. Fingerhut=
blätter. 24. Bilsenkrautblätter. 25. Wacholderbeeren. 26. Bibernellwurzel. 27. Schachtelhalm.
28. Isländisches Moos. 29. Steinkleekraut. 30. Bärlappsporen. 31. Katzenpfötchenblüten.

Als 32. ist ein Merkblatt erschienen, welches das Sammeln von Blättern und Blüten, die zur Be=
reitung von Tee Verwendung finden, behandelt, z. B. Erdbeerblätter, Brombeerblätter, Walnuß=
blätter, Birkenblätter, Lindenblüten, Holunderblüten, Schlehdornbluten, Blüten der weißen Taubnessel.

Preis jedes Merkblattes 10 ₰ (einschl. Porto u. Verpackung 15 ₰); von 20 Expl. eines Merkblattes an 6 ₰: von
100 Expl. eines Merkblattes an 4 ₰ — zuzügl. Porto. Außerdem ist eine **Buchausgabe** aller 32 Merkblätter
auf besserem Papier in festem Umschlag erschienen, deren Preis 1.80 ℳ beträgt.

Verlag von Julius Springer in Berlin W. — Druck von Julius Klinkhardt in Leipzig.

Steinklee.

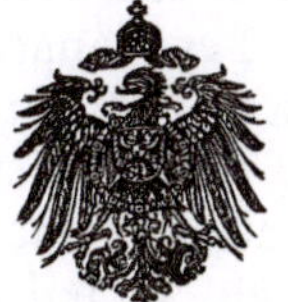

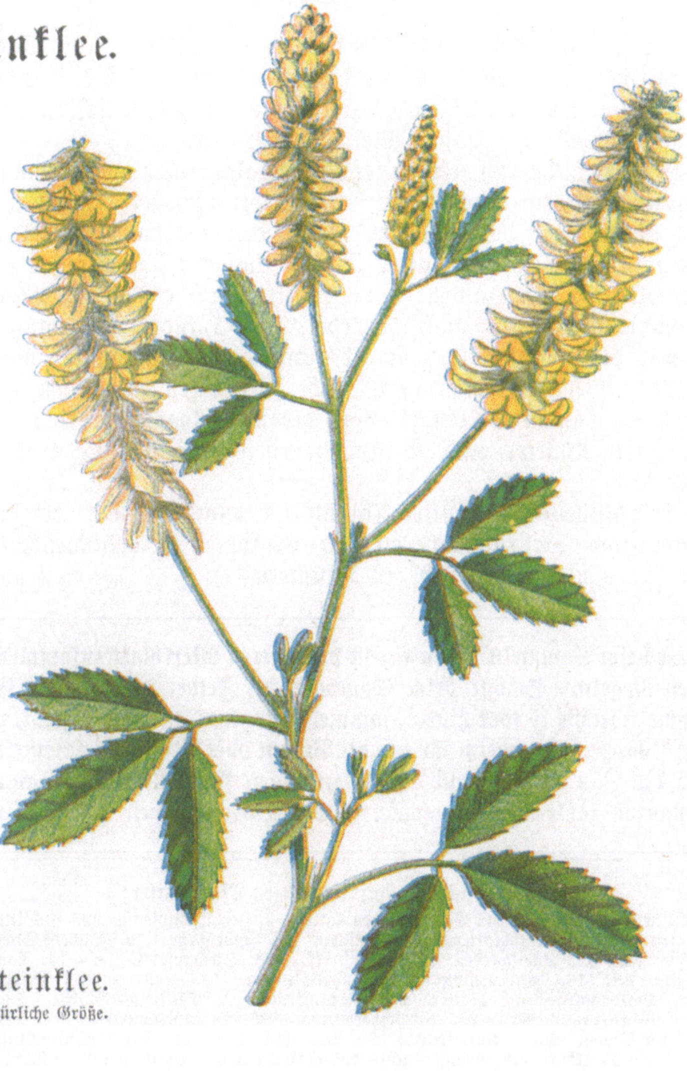

Steinklee.
Natürliche Größe.

Als Steinklee bezeichnet man zwei einander sehr nahe verwandte und nur schwer voneinander unterscheidbare Arten der Gattung Melilotus, M. officinalis Desr. und M. altissimus Thuil., die hier als zusammengehörig beschrieben werden sollen. Die Pflanze wird bis über meterhoch und besitzt

einen kräftigen, aufrechten, kahlen Stengel, der unten einfach ist und sich erst
oben verzweigt. Die Blätter sind aus drei Blättchen zusammengesetzt und
besitzen einen feinbehaarten, bis 1 cm langen Blattstiel. Die Blattfläche der
einzelnen Blättchen, von denen das mittlere etwas größer und auch
länger gestielt ist als die beiden an den Seiten, ist bis 4 cm lang, länglich,
am oberen Ende abgestutzt, aber mit einem kurzen Endspitzchen versehen;
das untere Ende, der Blattgrund, ist keilförmig. Die Blättchen sind kahl
oder nur auf der unteren Seite an den Nerven fein behaart, am Rande
scharf und spitz gezähnt. Die goldgelben, ziemlich kleinen Blüten stehen am
Ende des Stengels und der aus den obersten Blattachseln hervorbrechenden
Zweige in lockeren, vielblütigen Trauben; sie sind echte Schmetterlings=
blüten.

Steinklee ist an Ufern von Flüssen und Bächen, auf Wiesen, an
Gräben, in feuchten Gebüschen, auf Schuttstellen, an Ackerrändern und
Wegrändern, auch auf lehmigen Hügeln durch ganz Deutschland verbreitet
und tritt stellenweise in großer Menge gesellig auf.

Vom Steinklee, der an seinem sehr an Waldmeister erinnernden starken
Duft erkannt wird, wird vom Juni bis September das Kraut, in diesem
Falle der obere Teil des Stengels samt den ansitzenden Blättern und
Blüten, gesammelt und in dünner Schicht ausgebreitet auf gut gelüfteten
Böden getrocknet. Im Handel geht Steinkleekraut als Herba Meliloti. —
Häufig kommt die Droge auch „gerebelt“ im Handel vor; man läßt zu
diesem Zweck das gesammelte „Kraut“ etwas vortrocknen, bis die Blätter
und Blüten angewelkt, aber noch nicht lufttrocken geworden sind, und
streift sie dann von den Stengelteilen, die weggeworfen werden, ab. Die
so gewonnenen Blätter und Blüten werden sodann noch kräftig nach=
getrocknet.

Der weißblühende Steinklee (Melilotus albus Desr.), der ebenfalls
einen, allerdings viel schwächeren, an Waldmeister erinnernden Geruch
besitzt, ist für den Handel nicht zu sammeln.

**Beachtet beim Sammeln die in einem besonderen Merkblatt zusammengestellten
allgemeinen Regeln. Schont beim Sammeln die Felder und Äcker. Geht nicht
beim Sammeln in die Felder hinein, sammelt nur, was am Rande steht, reißt nicht
die ganzen Pflanzen aus, wenn ihr nur die Blüten oder Blätter zu sammeln braucht.
Beschädigt die Bäume nicht und reißt von ihnen keine Äste ab. Sammelt nur,
wo die Pflanzen zahlreich vorkommen, laßt vereinzelte stehen, rottet sie nicht aus.**

Verzeichnis der Arzneipflanzen=Merkblätter:

1. Allgemeine Sammelregeln. 2. Bärentraubenblätter. 3. Herbstzeitlosensamen. 4. Bitterkleeblätter.
5. Arnikablüten. 6. Huflattichblätter. 7. Kamillen. 8. Löwenzahn. 9. Wildes Stiefmütterchen.
10. Kalmuswurzel. 11. Schafgarbe. 12. Ehrenpreis. 13. Stechapfelblätter. 14. Tausendgülden=
kraut. 15. Quendel. 16. Hauhechelwurzel. 17. Wollblumen. 18. Rainfarn. 19. Eisenhut(Akonit)=
Knollen. 20. Malvenblüten und =blätter. 21. Wermutkraut. 22. Tollkirschenblätter. 23. Fingerhut=
blätter. 24. Bilsenkrautblätter. 25. Wacholderbeeren. 26. Bibernellwurzel. 27. Schachtelhalm.
28. Isländisches Moos. 29. Steinkleekraut. 30. Bärlappsporen. 31. Katzenpfötchenblüten.

Als 32. ist ein Merkblatt erschienen, welches das Sammeln von Blättern und Blüten, die zur Be=
reitung von Tee Verwendung finden, behandelt, z. B. Erdbeerblätter, Brombeerblätter, Walnuß=
blätter, Birkenblätter, Lindenblüten, Holunderblüten, Schlehdornblüten, Blüten der weißen Taubnessel.
Preis jedes Merkblattes 10 ₰ (einschl. Porto u. Verpackung 15 ₰); von 20 Expl. eines Merkblattes an 6 ₰; von
100 Expl. eines Merkblattes an 4 ₰ — zuzugl. Porto. Außerdem ist eine **Buchausgabe** aller 32 Merkblatter
auf besserem Papier in festem Umschlag erschienen, deren Preis 1.80 ℳ beträgt.

Verlag von Julius Springer in Berlin W. — Druck von Julius Klinkhardt in Leipzig.

Nr. 30.

Bärlappsporen.

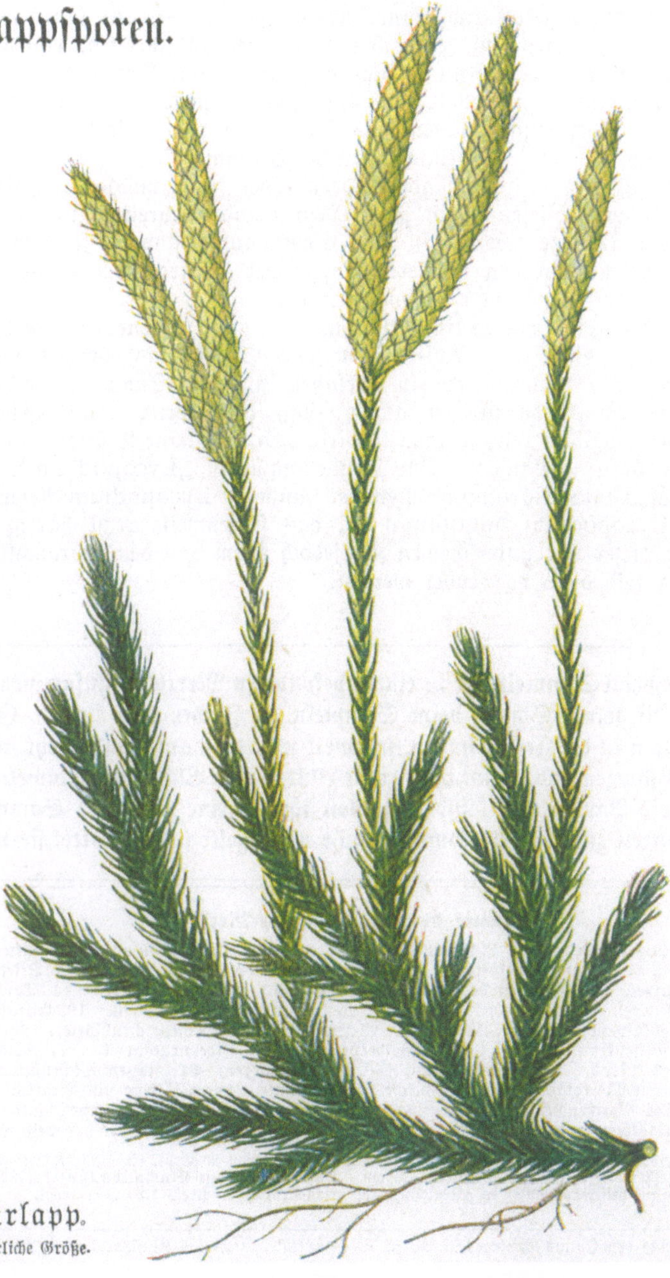

Bärlapp.

Natürliche Größe.

Bärlapp oder Schlangenmoos, auch Gürtelkraut oder Wolfsranke, Lycopodium clavatum L., besitzt einen gewöhnlich an bemoosten Stellen auf der Erde kriechenden Stengel, der eine Länge von über 1 m erreichen kann. Er ist verzweigt und treibt nach unten fadenförmige weiße Wurzeln, nach oben schickt er aufgerichtete, 5—15 cm lange Äste aus, die wie der Stengel sehr dicht beblättert sind und von denen ein Teil in die verlängerten, grünlich= gelben Ähren ausläuft. Die Stengel= und Astblätter stehen sehr dicht; sie sind nur 3—4 mm lang, länglich, dunkelgrün und laufen in eine ungefärbte dünne Spitze aus. Die Blätter an den 10 bis 20 cm langen Ährenstielen sind locker gestellt und noch etwas kleiner als die Stengelblätter. Die Ähren stehen einzeln oder meist zu zweien, seltener zu drei oder vier an den Stielen. Die Ähren selbst sind rund, grünlichgelb, 3—6 cm lang, 3—4 mm dick; sie sind dicht besetzt mit etwa 3 mm langen und breiten, eiförmigen, in eine farblose Borste auslaufenden Blättchen, auf deren Oberseite in der Nähe des Grundes nierenförmige, dicke sackartige Gebilde stehen, die die Sporen ent= halten. Beim Aufspringen fallen aus ihnen zahllose, hellgelbe, staubförmige Sporen heraus, die sog. „Bärlappsamen", „Hexenmehl".

Bärlapp ist in trocknen Nadelwäldern oder auf moosigen Heideplätzen, auch auf buschigen Wiesen durch ganz Deutschland verbreitet; in Norddeutsch= land tritt die Pflanze überall in der Ebene auf, während sie sich in Süd= deutschland fast nur in den mittleren Lagen der Gebirge, besonders an Berg= abhängen und am Rande von Hochmooren findet.

Die Sporenreife erfolgt im Juli und August, seltener im Gebirge erst im September. Vor dem Aufspringen der Sporensäcke werden die Ähren abgeschnitten und, nachdem sie in Gefäßen an der Sonne getrocknet sind, ausgeklopft. Es ist darauf zu achten, daß das geruch= und geschmacklose Sporenpulver möglichst rein gesammelt wird, d. h. daß keine Blätter und Stengel= reste in das Pulver gelangen. Der Handelsname ist „Lycopodium".

Verwechselt kann Bärlapp höchstens mit anderen Lycopodium=Arten werden, z. B. mit Lycopodium annotinum L., das stellenweise recht häufig auftritt. Die Sporen dieser Art unterscheiden sich jedoch kaum von den gebräuchlichen und können ganz wie diese verwendet werden.

Beachtet beim Sammeln die in einem besonderen Merkblatt zusammengestellten allgemeinen Regeln. Schont beim Sammeln die Felder und Äcker. Geht nicht beim Sammeln in die Felder hinein, sammelt nur, was am Rande steht, reißt nicht die ganzen Pflanzen aus, wenn ihr nur die Blüten oder Blätter zu sammeln braucht. Beschädigt die Bäume nicht und reißt von ihnen keine Äste ab. Sammelt nur, wo die Pflanzen zahlreich vorkommen, laßt vereinzelte stehen, rottet sie nicht aus.

Verzeichnis der Arzneipflanzen=Merkblätter:

1. Allgemeine Sammelregeln. 2. Bärentraubenblätter. 3. Herbstzeitlosensamen. 4. Bitterkleeblätter. 5. Arnikablüten. 6. Huflattichblätter. 7. Kamillen. 8. Löwenzahn. 9. Wildes Stiefmütterchen. 10. Kalmuswurzel. 11. Schafgarbe. 12. Ehrenpreis. 13. Stechapfelblätter. 14. Tausendgülden= kraut. 15. Quendel. 16. Hauhechelwurzel. 17. Wollblumen. 18. Rainfarn. 19. Eisenhut(Akonit)= knollen. 20. Malvenblüten und =blätter. 21. Wermutkraut. 22. Tollkirschenblätter. 23. Fingerhut= blätter. 24. Bilsenkrautblätter. 25. Wacholderbeeren. 26. Bibernellwurzel. 27. Schachtelhalm. 28. Isländisches Moos. 29. Steinkleekraut. 30. Bärlappsporen. 31. Katzenpfötchenblüten. Als 32. ist ein Merkblatt erschienen, welches das Sammeln von Blättern und Blüten, die zur Be= reitung von Tee Verwendung finden, behandelt, z. B. Erdbeerblätter, Brombeerblätter, Walnuß= blätter, Birkenblätter, Lindenblüten, Holunderblüten, Schlehdornblüten, Blüten der weißen Taubnessel.

Preis jedes Merkblattes 10 ₰ (einschl. Porto u. Verpackung 15 ₰); von 20 Expl. eines Merkblattes an 6 ₰; von 100 Expl. eines Merkblattes an 4 ₰ — zuzügl. Porto. Außerdem ist eine **Buchausgabe** aller 32 Merkblätter auf besserem Papier in festem Umschlag erschienen, deren Preis 1.80 ℳ beträgt.

Verlag von Julius Springer in Berlin W. — Druck von Julius Klinkhardt in Leipzig.

Nr. 31.

Katzenpfötchenblüten.

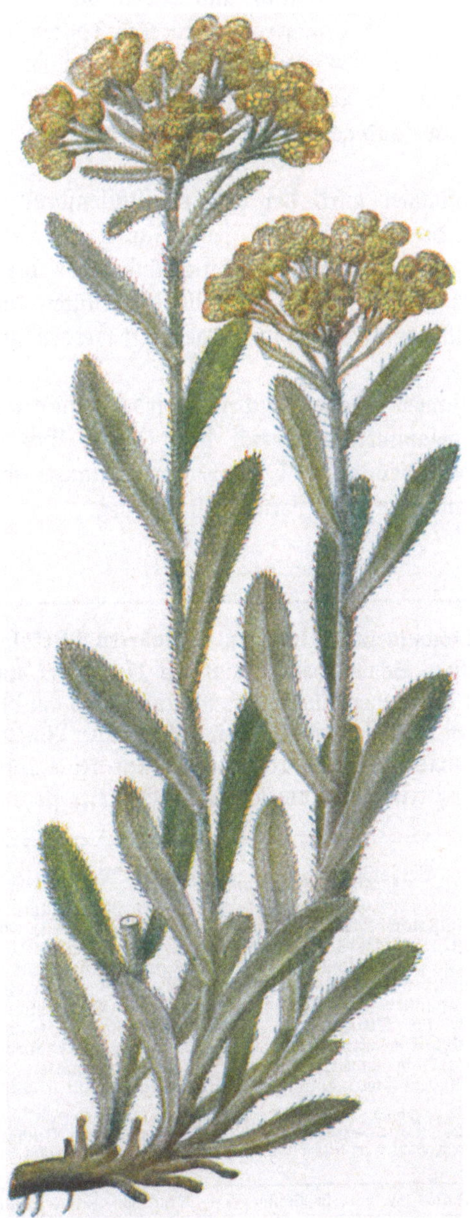

Katzenpfötchen.

⁹/₁₀ naturlicher Große.

Katzenpfötchen, Immortelle, Augustblume, Helichrysum arenarium DC., ist eine mehrjährige Pflanze mit zahlreichen Stengeln, die von einer holzigen Wurzel schräg aufsteigen oder aufrecht stehen. Die Stengel sind ungeteilt, 15—40 cm hoch, mit einem Filz von weißen, wolligen Haaren besetzt und dicht beblättert. Die Blätter sind zur Blütezeit an dem Grunde der Stengel meist schon verdorrt, die oberen sind dagegen wohl entwickelt; sie sind länglich, schmal und spitz. Die Blütenköpfchen stehen an der Spitze der Stengel dicht gedrängt; sie sind kugelig und klein, nur 6—7 mm im Durchmesser groß; die Blattschuppen, die die Blütenköpfchen einhüllen, sind trocken, zitronen= oder schwefelgelb, seltener orangerot; sie sind kahl. Die äußeren Schuppen sind rundlich, die inneren länglich und haben die Form eines Löffels. Die Blüten sind goldgelb bis orangerot, klein und röhrenförmig.

Katzenpfötchen ist an Wegrändern, auf trockenen Hügeln und Schafweiden, auch in lichten, trockenen Wäldern in Deutschland sehr verbreitet und stellen= weise, besonders in sandigen Gebieten Norddeutschlands, eine der häufigsten Pflanzen.

Vom Katzenpfötchen wird der gesamte Blütenstand gesammelt, der beim Trocknen, das an der Luft geschieht, seine Farbe unverändert behält. Es muß darauf geachtet werden, daß die Blütenstände vor dem vollständigen Auf= blühen abgepflückt werden, da andernfalls die Blüten durch ihre Haarkronen aus den sie umhüllenden Kelchen herausgedrückt werden und dadurch die Droge unansehnlich wird.

Unter dem Namen „Katzenpfötchen" wird vielfach auch eine andere, ver= wandte Pflanze gesammelt, die sich aber durch ihre weißen bis rötlichen Blütenköpfchen von der oben beschriebenen Pflanze abhebt. Diese Blüten dürfen mit den anderen nicht verwechselt werden.

Verlag von Julius Springer in Berlin W. — Druck von Julius Klinkhardt in Leipzig.

bearbeitet in Gemeinschaft mit dem Arzneipflanzen=Ausschuß der Deutschen Pharmazeutischen Gesellschaft Berlin=Dahlem.

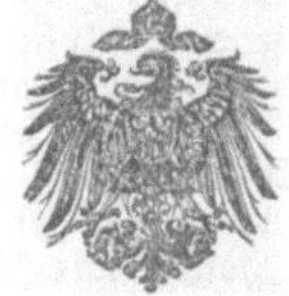

Sammelt Arzneikräuter!

Nr. 32.

Sammelt Blätter und Blüten für Tee.

Nußblätter.

Im Juni sammelt man die noch nicht völlig ausgewachsenen Blätter des Walnußbaums. Sie müssen schnell, am besten bei künstlicher Wärme, in Backöfen oder Dörröfen, getrocknet werden, damit ihre grüne Farbe erhalten bleibt. Walnußblätter haben trocken wohl noch einen würzigen Duft, aber nicht mehr den starken eigenartigen Geruch der frischen Blätter. Braun gewordene Ware ist unverkäuflich.

Erdbeerblätter.

Man sammelt die Blätter unserer in allen Wäldern verbreiteten Walderdbeere am besten im Mai und Juni, noch bevor sie vollkommen ausgewachsen sind, und trocknet sie auf einem warmen gelüfteten Boden.

Brombeerblätter. Himbeerblätter.

Die Blätter der an Waldrändern, an Abhängen, in lichten Wäldern, in Gebirgen und an Waldwegen überall verbreiteten Brombeer= und Himbeersträucher werden am besten im Juni und Juli gesammelt, bevor sie vollständig ausgewachsen sind, und auf einem warmen gelüfteten Boden getrocknet.

Birkenblätter.

Die Blätter unserer durch ihre weiße Rinde gekennzeichneten Birkenbäume und =sträucher werden im Mai und Anfang Juni gesammelt, bevor sie vollständig ausgewachsen sind und so lange sie noch ihren angenehmen würzigen Duft besitzen. Sie werden auf Böden, in dünner Schicht ausgebreitet, getrocknet.

Waldmeisterkraut, Maikräuter.

Unter Waldmeisterkraut versteht man die gesamten, am besten bei künstlicher Wärme rasch getrockneten, oberirdischen Teile, die Stengel samt Blättern und Blüten, der in schattigen Laubwäldern, besonders in Buchenwäldern, überall verbreiteten und stellenweise überaus häufigen Waldmeisterpflanze, Asperula odorata. Man sammelt das Kraut im Mai am besten vor dem Entfalten der Blüten, da es zu dieser Zeit den stärksten Duft besitzt. Allerdings sind dem Waldmeister im blütenlosen Zustand einige verwandte, für Tee aber nicht brauchbare Pflanzen recht ähnlich; doch erkennt man diese sofort an ihrer völligen Geruchlosigkeit. Waldmeisterkraut wird beim Trocknen blaugrün bis schwarzgrün.

Taubnesselblüten.

Als Taubnesselblüten werden zu Tee die Blüten der überall in Deutschland an Dorf=straßen, in Hecken, an Zäunen oft in dichten Massen vorkommenden weißen Taubnessel, Lamium album, verwendet. Von Ende April bis Juni treten in den Blattachseln der bis $\frac{1}{2}$ m hohen, krautigen Pflanze mit ihren brennesselartigen, aber nicht Schmerz erzeugenden Blättern die schönen, ziemlich großen, schneeweißen Lippenblüten hervor. Diese werden vor ihrer vollständigen Entfaltung möglichst an warmen trockenen Tagen aus den grünen Kelchen herausgezupft und rasch, am besten bei künstlicher Wärme, getrocknet. Ware, die braun ge=worden, ist unverkäuflich.

Schlehdornblüten, Schwarzdornblüten, Schlehenblüten.

Der 1—3 m hohe, dornige Schlehenstrauch, der auf sonnigen Hügeln und an Waldrändern überall in Deutschland verbreitet und häufig zu Hecken angepflanzt ist, entfaltet seine
schneeweißen, kleinen Blüten schon im April und Mai, bevor die Blätter sich entwickelt haben.
Die Blüten, die die Sträucher über und über bedecken, werden an trockenen Tagen vorsichtig
aus den grünen Kelchen herausgepflückt und schnell an der Sonne getrocknet. Werden die
Blüten nach Regen gesammelt oder unvorsichtig getrocknet, so nehmen sie eine braune bis
schwärzliche Farbe an und werden im Handel nur schlecht bezahlt.

Holunderblüten, Holderblüten, Fliederblüten.

Der Holunderstrauch, Sambucus nigra, der in Laubwäldern, in feuchten Gebüschen, in
Hecken und an Zäunen überall in Deutschland verbreitet ist und auch sehr häufig in Gärten
angepflanzt wird, entfaltet im Mai, Juni und Juli seine von kleinen duftenden, weißen
Blüten zusammengesetzten, flach schirmartig aufgerichteten, handflächengroßen Blütendolden.
Diese werden an trockenen Tagen abgeschnitten, zusammengebündelt und möglichst rasch, am
besten bei künstlicher Wärme, getrocknet; darauf reibt man die Blüten durch ein Sieb, durch
welches die kleinen Blüten hindurchfallen, während die unbrauchbaren Stiele des Blüten-
standes zurückbleiben. Noch besser verfährt man so, daß man die Blütendolden, wenn sie
noch nicht ganz trocken geworden sind, wieder in die Hand nimmt und die Blüten abstreift.
Nur Blüten, die nach dem Trocknen eine schöne gelbliche bis gelbe Farbe besitzen, werden
vom Handel verlangt, während durch unvorsichtiges Trocknen bräunlich bis braun gewordene
Ware unverkäuflich ist.

Lindenblüten.

Die beiden Lindenarten, die Steinlinde, Winterlinde (Tilia cordata) und die Sommerlinde (Tilia platyphyllos) sind in Laubwäldern und Gebüschen Deutschlands überall verbreitet,
werden aber wohl am häufigsten als Straßenbäume angetroffen. Die 2 bis 5 Blüten tragenden
Blütenstände der Sommerlinde entwickeln sich im Juni, die fünf- bis elfblütigen der Winterlinde gewöhnlich erst 14 Tage später. Zur Vollblütezeit werden die ganzen Blütenstände samt
dem ihrem Stiel angewachsenen, gelblichgrünen, papierdünnen Flügelblatt abgepflückt. Beim
Sammeln, das man nur mit Hilfe einer Stehleiter vornehmen kann, ist darauf zu achten,
daß die Äste mit ihrem sehr weichen Holz nicht abgebrochen werden.

Da Lindenblüten eine vortreffliche Bienenweide sind, sollen nur die Blüten der unteren
Äste gesammelt werden, was auch in der Regel genügt, da die Linden meist sehr reichlich
blühen.

Am meisten geschätzt sind die Blüten der Steinlinde.

Nicht gesammelt dürfen werden die Blütenstände der manchmal bei uns angepflanzten
Silberlinde (Tilia tomentosa), deren Blätter auf der unteren Seite dicht filzig behaart sind.
Sie sind leicht daran zu erkennen, daß bei ihnen das Flügelblatt vorn am breitesten ist und
oft eine Breite von über 2 cm erreicht.

Das Trocknen der Lindenblüten muß sofort geschehen und erfolgt entweder nach Ausbreiten der Blüten in dünner Schicht an der Sonne oder aber in einem trockenen, luftigen
Raum. Unvorsichtig getrocknete Blüten werden braun und unansehnlich, verlieren auch ihren
zarten Duft und sind dann unverkäuflich.

Vorbezeichnete Blätter und Blüten werden, wenn sie sachgemäß getrocknet sind, vom
Drogenhandel angekauft. Wer sich einen Ersatz für den schwarzen (chinesischen) Tee für seinen
Haushalt selbst herstellen will, findet dazu Anleitung in dem Merkblatt „Teemischungen für
den Haushalt" (Verlag von Julius Springer in Berlin W. 9). Dazu können auch Drogen
verwendet werden, die beim Trocknen mißfarbig geworden sind.

Verzeichnis der Arzneipflanzen-Merkblätter:

1. Allgemeine Sammelregeln. 2. Bärentraubenblätter. 3. Herbstzeitlosensamen. 4. Bitterkleeblätter.
5. Arnikablüten. 6. Huflattichblätter. 7. Kamillen. 8. Löwenzahn. 9. Wildes Stiefmütterchen.
10. Kalmuswurzel. 11. Schafgarbe. 12. Ehrenpreis. 13. Stechapfelblätter. 14. Tausendgüldenkraut. 15. Quendel. 16. Hauhechelwurzel. 17. Wollblumen. 18. Rainfarn. 19. Eisenhut(Akonit)-
knollen. 20. Malvenblüten und -blätter. 21. Wermutkraut. 22. Tollkirschenblätter. 23. Fingerhutblätter. 24. Bilsenkrautblätter. 25. Wacholderbeeren. 26. Bibernellwurzel. 27. Schachtelhalm.
28. Isländisches Moos. 29. Steinkleekraut. 30. Bärlappsporen. 31. Katzenpfötchenblüten.

Preis jedes Merkblattes 10 ₰ (einschl. Porto u. Verpackung 15 ₰); von 20 Expl. eines Merkblattes an 6 ₰; von
100 Expl. eines Merkblattes an 4 ₰ — zuzügl. Porto. Außerdem ist eine **Buchausgabe** aller 32 Merkblätter
auf besserem Papier in festem Umschlag erschienen, deren Preis 1.80 ℳ beträgt.

Verlag von Julius Springer in Berlin W. — Druck von Julius Klinkhardt in Leipzig.